Hans-Dieter Kempf
Gesund und
aktiv im Wasser

Hans-Dieter Kempf

Gesund und aktiv im Wasser

Übungsbeispiele für Kursleiter
und alle, die aktiv
etwas für ihre Gesundheit
tun wollen

Pohl-Verlag Celle

4. Auflage, 2009

Verfasser Hans-Dieter Kempf, Karlsruhe

Verlag Pohl-Verlag Celle GmbH
Herzog-Ernst-Ring 1, 29221 Celle
Postfach 32 07, 29232 Celle
Telefon (0 51 41) 98 89-0
Telefax (0 51 41) 98 89-22

Fotos Hans-Dieter Kempf, Fotolia (1), creativ collection® (1)

Zeichnungen Eugen Rümmelein, Bad Windsheim

Herstellung Druck + Werbung Celle

Printed in Germany
ISBN 978-3-7911-0221-4

Inhaltsverzeichnis

Vorwort

Fühlen Sie sich manchmal „so wohl wie ein Fisch im Wasser?“ Wenn ja, dann sicher nur dann, wenn Ihr Innerstes und Ihre Umgebung sich im Einklang befindet, wenn Sie sich wohl und gesund, frei und unbeschwert fühlen. Vielleicht frei genug, um sich zu tummeln oder zu spielen, vielleicht unbeschwert genug, um sich einfach treiben oder tragen zu lassen.

Wenn uns schon der Alltag selten in die Nähe solcher Gefühlszustände bringt, so erinnert uns das Sprichwort doch an das Medium Wasser, an den Urlaub am Meer oder an ein Wellenbad mit vielen hüpfenden, jauchzenden und freudig um sich spritzenden Kindern.

Wasser macht vital, es erhält uns vital. Es scheint voll Energien zu sein, die es auf uns überträgt, uns neue Freiräume und Beweglichkeit verschafft.

Das Buch geht von diesem Gedanken aus und verbindet es mit dem Thema der Gesundheit. Nicht von der heilenden Wirkung des Wassers, wie es seit Jahrhunderten gekannt und genutzt wird, ist die Rede. Es vertieft auch nicht das Thema therapeutischer Methoden im Wasser, die den Betroffenen in der Regel in die Rolle des Passiven versetzen. Vielmehr wendet es sich an den Noch-Gesunden, der mit dem Wasser ein ideales Medium vorfindet, um seine Vitalität, Gesundheit zu erhalten, mitunter noch intensiver zu erleben. Was dieses bedeutet, wird deutlich, wenn wir erkennen, daß unter Gesundheit in diesem Buch kein Zustand, sondern eine Form aktiven Erlebens verstanden wird.

Einzelne Bausteine des vorliegenden Werkes sind sicher früher bzw. an anderer Stelle schon beschrieben worden; wie auch der sachkundige Leser schon manche Fakten oder Übungen erkennen wird. Der besondere Wert aber liegt in der konzeptionellen Ausrichtung des Themas auf die wesentlichsten Elemente der Gesundheit, wie sie im WAGUS-Konzept verstanden werden. An deren Schlüsselstelle stehen die beiden wellenförmig angeordneten Elemente von Bewegung und Entspannung. Während sie bei Sport und Spiel „an Land“ meist in ausgeprägter Wechselbeziehung stehen (erst die Anstrengung, dann die Erholung), glättet und harmonisiert das Wasser die Übergänge. Es löst sie gelegentlich sogar ganz auf und läßt dann die Bewegung zu einem entspannenden Erlebnis werden. Eine ideale Ausgangslage für alle nur denkbaren Anwendungsformen. Sie richten sich auf jenen Personenkreis, der nicht in einer sportlichen Disziplin oder in der beharrlichen Selbstdisziplin eines autogenen Trainings, sondern in abwechslungsreichen, eher sanften und dennoch Spaß und Körpererlebnisse vermittelnden Aktivitäten den gesundheitlichen Ausgleich sucht.

Das Buch ist interdisziplinär angelegt. Es spricht ein breites Spektrum fachlicher Gruppen an, z. B. im Breitensport, in der Krankengymnastik oder im Kur- und Bäderwesen. Es dient nicht nur als fundierte Informationsquelle für theoretische Zusammenhänge, sondern in besonderem Maße als Fundgrube für originelle Übungen, Spiele, Tips und Anleitungen. Man darf dem Leser Erfolg und Spaß zugleich damit wünschen!

Karlsruhe, im Oktober 1989

Prof. Dr. H. Steiner,
Institut für Sport und Sportwissenschaft
der Universität Karlsruhe

Zu meinem Buch

Die Idee, ein Buch über Wassergymnastik zu verfassen, wurde etwa vor 4 Jahren geboren. Sie entsprang dem Wunsch, die Erfahrungen aus einer 6jährigen Aufbauarbeit in Sachen „Animation und Attraktivitätssteigerung von Bädern“ weiterzugeben. Zu Beginn meiner Studienzeit, Anfang der 80er Jahre, hatte ich das Glück, in einem der größten Bäder Süddeutschlands ein Animationsprogramm zu entwickeln, bei dem die Wassergymnastik ein zentraler Bestandteil war. In den letzten Jahren sind immer mehr Kommunen, private Freizeitbäder, Hotels und Clubs aus Gründen der Attraktivitätssteigerung dazu übergegangen, ihren Kunden Wassergymnastik anzubieten. Leider existieren für Kursleiter, Schwimmeister und Übungsleiter Fortbildungsmaßnahmen nur in sehr beschränktem Umfang. Auch bei der Suche nach geeigneter Fachliteratur wird der Interessierte nur wenig finden.

Das vorliegende Buch wendet sich durch die Mischung von Theorie und Praxis sowohl an Kursleiter und Schwimmeister wie auch an alle Badebesucher. Der Kenner wird bemerken, daß bei der Übungsauswahl weniger ein therapeutischer und rein funktioneller Ansatz im Vordergrund stand, als vielmehr die Idee, vielfältige animierende Übungen für den „Gesunden“ zusammenzutragen. Da in der Regel die Mehrzahl der Bäder über kein Warmwasserbecken mit Temperaturen über 30° C verfügen, ist der Kursleiter wie auch der Badebesucher hinsichtlich der Übungsauswahl in gewisser Hinsicht eingeschränkt. Statisch ausgeführte Kräftigungs- und Dehnungsübungen sind hier aufgrund zu schneller Auskühlung leider nur bedingt einsetzbar.

Ich würde mich freuen, wenn der Leser zahlreiche Anregungen für die praktische Wassergymnastik findet, denn das Buch wurde in erster Linie für die Praxis geschrieben.

Abschließend möchte ich mich noch bei einigen Personen bedanken, die direkt oder indirekt am Zustandekommen dieses Buches beteiligt waren: Bei Ernst Lehmacher vom Sport- und Bäderamt Karlsruhe für seine langjährige Unterstützung; bei Bärbl Schmider, die sich für die Fotos zur Verfügung stellte; bei Walter Lutz und Prof. Dr. Hans Steiner für ihre Tips und Ratschläge und nicht zuletzt bei Herrn Senftleben vom Pohl-Verlag, durch den das vorliegende Buch überhaupt erst zustande gekommen ist.

Karlsruhe, im Januar 1990

Hans-Dieter Kempf

I.
Gesundheit, Prävention, WAGUS

Gesundheit – was ist das?
Welche Aufgaben hat die Prävention?
Das WAGUS-Konzept
Das WAGUS-Programm
Welche Vorteile bietet das Medium Wasser für ein präventives Bewegungsprogramm?
Zusammenfassung

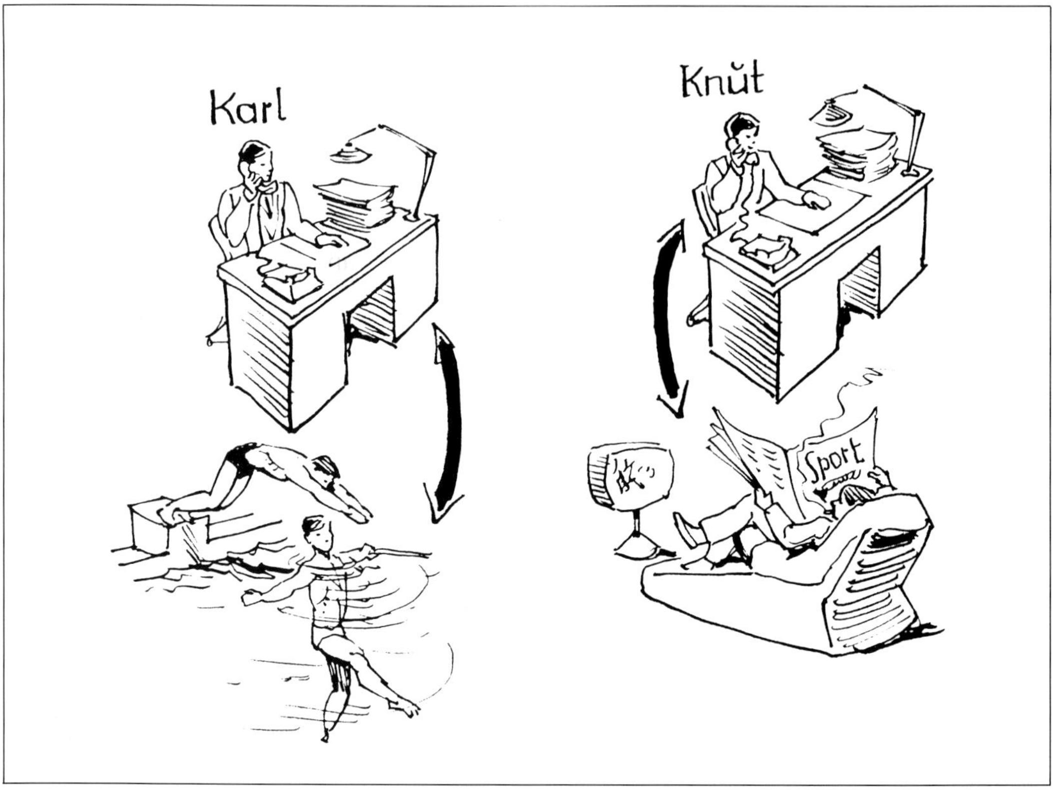

*Schauen wir uns einmal die zwei hier an,
ob man von ihnen etwas lernen kann?*

*Der Karlchen hat von Prävention gehört,
seitdem er nur noch darauf schwört.*

*Knutchen Faul hält nichts von diesem „Schmarren“,
er macht sich doch nicht zum Obernarren.*

*Karlchen Fit ist nichts zuviel,
er hat sein eigenes „Gesundheitsspiel“.*

*Dem Knutchen ist das völlig einerlei,
bei ihm ist nach der Arbeit erst das Sofa an der Reih'.*

*Für Karlchen steht erst das Schwimmen auf dem Programm,
danach steht er bei der Wassergymnastik stramm.*

*Der Knut, er zündet sich 'ne Pfeife an,
und schaut, was im Sport ist heute dran.*

*So machen sie denn beide ihren Gesundheitssport,
anders versteht sich und nicht am gleichen Ort.*

Gesundheit – was ist das?

Fragt man irgendeine Person auf der Straße nach dessen Zukunftswünschen, darf man sicher sein, daß „Gesundheit" zu den vordringlichsten Wünschen gehört. Die Gesundheit, was immer man damit auch verbindet, steht im Zentrum unseres menschlichen Daseins. Das dokumentiert z. B. auch in eindrucksvoller Weise die tägliche Berichterstattung der Medien über alle Teilgebiete der Gesundheit (Gesundheitsvorsorge, Kostendämpfung, Krankheitsbekämpfung usw.).

Nach statistischen Angaben leiden heute etwa 70% aller Bundesbürger unter den sogenannten chronisch-degenerativen „Zivilisationskrankheiten" wie Rückenbeschwerden, Herz-Kreislauf-Erkrankungen usw.

Die Ursachen solcher „Zivilisationskrankheiten" sind multifaktoriell und in ihrer Komplexität nur schwer zu analysieren. Vorgelagert sind diesen Erkrankungen fast immer Befindlichkeitsstörungen oder Beschwerden.

Bei der Suche nach den Ursachen solcher Störungen stößt man unter Zuhilfenahme medizinischer Statistiken immer wieder auf die sogenannten „Risikofaktoren". So nennt man innere und äußere Einflüsse auf den menschlichen Organismus, die mit dem Zustandekommen einer Krankheit eng verknüpft sind. Fast jeder kennt heute den Zusammenhang zwischen einem Herzinfarkt und den Risikofaktoren Rauchen, hoher Blutdruck (Hypertonie) und erhöhtem Serum-Cholesterinspiegel.

Bluthochdruck, Übergewicht, Bewegungsmangel, Rauchen und erhöhte Blutfettwerte haben mehr oder minder stark einen unmittelbaren Einfluß auf unseren Organismus. Sie zählen zu den somatischen oder primären Risikofaktoren. Daneben haben Monotonie und Einseitigkeit der Arbeitsbelastungen, Unzufriedenheit, Aggressivität, Konflikte und „Streß" als sogenannte psychische und soziale Risikofaktoren (auch sekundäre und tertiäre Risikofaktoren) durch ihre Reaktion auf das Verhalten ebenfalls Einfluß in bezug auf schon erwähnte Beschwerden und Krankheitsbilder.

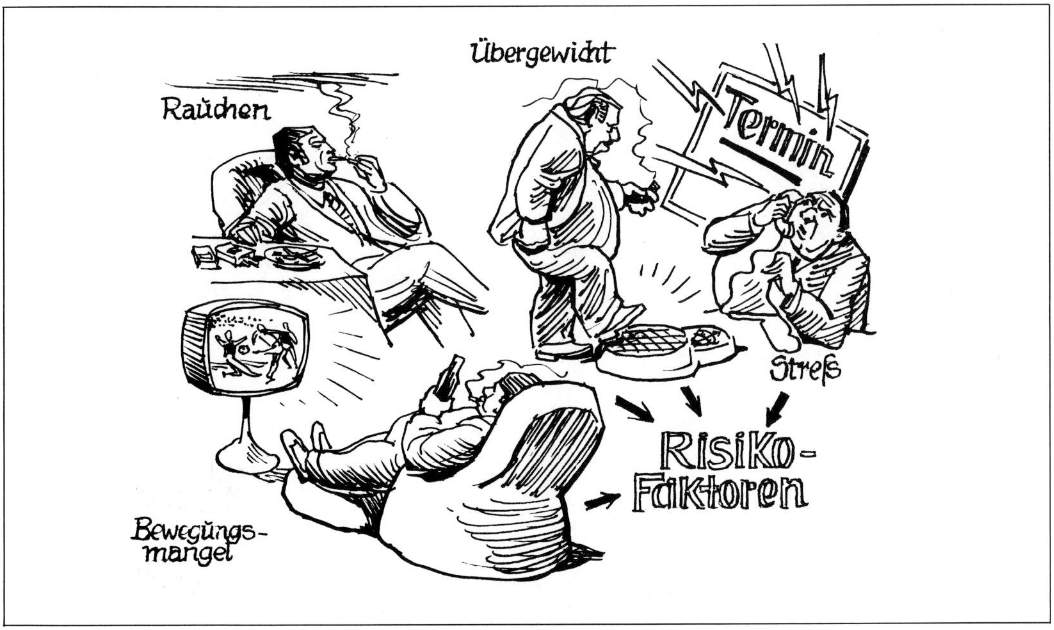

Das folgende Schaubild demonstriert typische Alltagssituationen und Verhaltensweisen, die auf unseren Körper wirken.

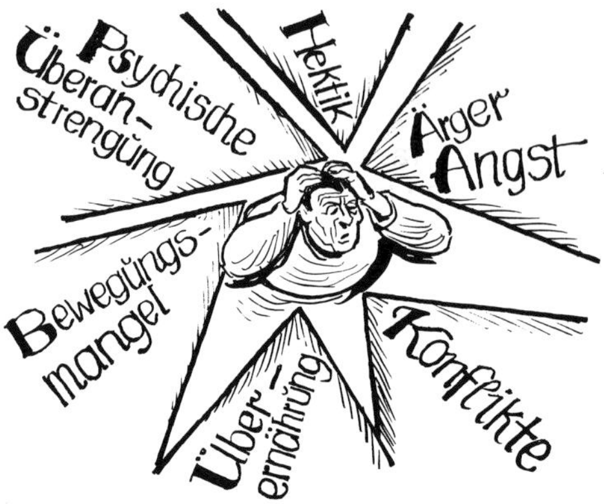

So komplex die negativen Einflüsse auf unseren Körper und Geist sind, so umfangreich sollte auch ein entsprechender Gesundheitsbegriff formuliert sein. Die Weltgesundheitsorganisation (WHO) definiert die Gesundheit folgendermaßen:

Gesundheit ist nicht nur die bloße Abwesenheit von Krankheit, sondern der „Zustand des vollständigen körperlichen, geistigen und sozialen Wohlbefindens, der nicht lediglich durch Abwesenheit von Krankheit und Schwäche zu erreichen ist. Das für jeden Menschen erreichbare Höchstmaß an Gesundheit ist eines seiner Grundrechte".

Graphisch läßt sich diese Definition in folgendem Schaubild darstellen:

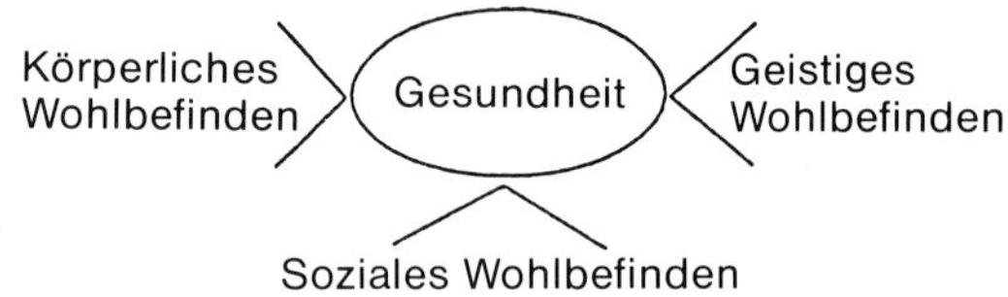

Die Definition der WHO versucht, sicher zu Recht, einen ganzheitlichen Ansatz des Gesundheitsbegriffes zu finden. Gesundheit ist mehr als das „körperliche Fitsein". Desgleichen reichen objektiv meßbare Werte über die Befindlichkeit nicht aus, um klare Aussagen über den Zustand „gesund" bzw. „krank" zu machen, denn nicht jeder, der objektiv krank ist, fühlt sich auch so.

So fortschrittlich diese Definition auch gefaßt sein mag, suggeriert sie dem Leser, daß es sich bei der Gesundheit um etwas Feststehendes, etwas Statisches handelt – einen „Zustand". In einem Zustand hat jede Variable und jeder Parameter einen festen Wert. Bei der Gesundheit handelt es sich jedoch um ein System, bei dem die Variablen durch äußere Einflüsse ständigen Änderungen unterworfen sind, es finden Prozesse statt. Für uns bedeutet das, daß wir ständig an unserer Gesundheit arbeiten müssen, um den „Gesundheitszustand" zu bewahren und der „Krankheit" vorzubeugen.

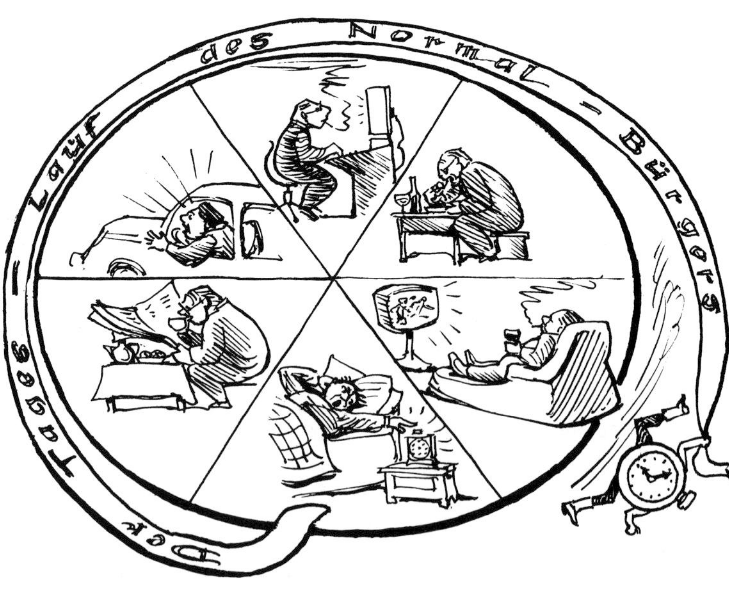

Welche Aufgaben hat die Prävention?

Prävention bedeutet aktive Gesundheitsförderung. Sie setzt eigentlich weit im Vorfeld von „Krankheit“ ein. Mediziner bezeichnen diese Phase der Gesundheitsförderung des Gesunden gerne als Primärprävention.

Prävention setzt geistigen Sinneswandel voraus und bedeutet für den, der sie betreibt, Verhaltensmuster und Verhaltensregeln zu erstellen, die überall, d. h. während der Arbeit und in der Freizeit, angewendet werden.

Allein eine Sensibilisierung der Bevölkerung durch Informationsschriften bewirkt jedoch noch lange keine Verhaltensänderung. Einen Gesunden durch Information von der Notwendigkeit der Prävention zu überzeugen, ist in den meisten Fällen noch erfolgreich, ihn aber z. B. zur Bewegung zu aktivieren, ist wieder etwas anderes. Erst der durch Beschwerden Geplagte wird hilfesuchend jede ihm gebotene Möglichkeit gerne wahrnehmen.

Bleibt für denjenigen, der aktive Prävention einem Gesunden vermitteln will, jetzt nur noch Resignation?

Bevor im folgenden Kapitel durch ein neues „Präventionsmodell“ eine mögliche Antwort auf diese Frage gegeben wird, sollen nachfolgend verschiedene Beschwerdebilder, ihre Zusammenhänge zur Arbeitswelt und den zusätzlich daraus entstehenden Aufgaben der Prävention aufgezeigt werden.

Im Zeitalter der Computer- und Raumfahrttechnik haben sich die Arbeitsbedingungen und -belastungen drastisch verändert, höchstens vergleichbar mit jenen im Zeitalter der industriellen Revolution. Körperliche Inaktivität, einseitige Arbeitsbelastungen, psychische Beanspruchungen und sogenannte Mehrfachbelastungen, bei denen sich die einzelnen Faktoren noch zusätzlich verstärken, stellen eine Gefahr für unsere Gesundheit dar. Wenn auch oft in der ersten Stufe nur ein „Unwohlsein“ daraus resultiert, können in zweiter Stufe psychosomatische oder psychische Beschwerden entstehen. Die in dritter Stufe entstehenden Krankheitsbilder sind dann nur noch über medizinische Behandlungsmethoden zu beheben.

Folgende Schaubilder verdeutlichen nochmals die jeweiligen Zusammenhänge.

Psychische Belastungen	**Körperliche Belastungen**	**Mehrfachbelastungen**
Qualitäts-/Erfolgsdruck Zeitdruck Verantwortungsdruck Monotonie Isolation Einseitigkeit Konflikte soziale Probleme	sitzende Tätigkeit stehende Tätigkeit einseitige Tätigkeit keine rückengerechten Alltagsbewegungen Fehl- oder Überlastung des Organismus	EDV-Arbeiten Außendienst Führungspersonen

↓

Psychosomatische Beschwerden	**Psychische Beschwerden**
Degenerative Herz-Kreislauf-Störungen Verspannungen und Schmerzen im Nacken-, Schulter- und Rückenbereich Bluthochdruck Schlafstörungen Kopfschmerzen verschiedene Formen von Augenbeschwerden verschiedene Formen depressiven Unwohlseins	Gefühle passiver Hilflosigkeit wie Mattigkeit, Lustlosigkeit, Müdigkeit und Unzufriedenheit mangelndes Selbstwertgefühl Angstgefühle Depressionen

Wenn davon ausgegangen werden darf, daß berufsbedingte Belastungen (selbstverständlich kommen der Vollständigkeit halber auch Belastungen in anderen Bereichen hinzu) bestimmte Beschwerdemuster hervorrufen, sollte das **Ziel präventiver Maßnahmen eindeutig darin liegen, den Menschen zu motivieren, erlernte oder noch zu erlernende Verhaltensstrategien im Alltag anzuwenden.**

Das WAGUS-Konzept

Das WAGUS-Konzept versucht die Erfordernisse zu berücksichtigen, die an ein präventives Konzept im Bereich der Gesundheitsförderung zu stellen sind. Es wird versucht, ganz im Sinne der Definition der WHO, durch einen ganzheitlichen Ansatz den entsprechenden Belastungen und Beanspruchungen im Alltag sowie den einzelnen Risikofaktoren soweit als möglich entgegenzuwirken.

WAGUS steht für ganzheitliche Gesundheitsförderung

Aus diesem Anspruch ergeben sich die folgenden Ziele:

1. Vermittlung tiefgreifender Erlebnisse.
2. Anleitung zu funktionellen Übungen.
3. Die Teilnehmer zu motivieren, sich sinnvoll körperlich zu bewegen.

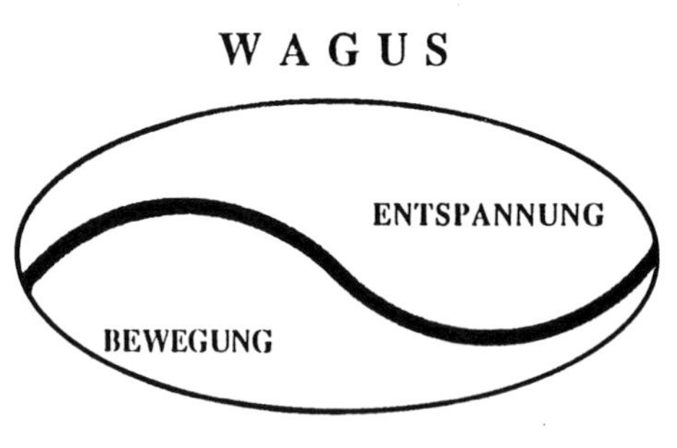

WAGUS:
Wissenschaftliche Arbeitsgruppe Gesundheit und Sport.

4. Vermittlung von Entspannungsmöglichkeiten.
5. Änderung der Bewußtseinshaltung.
6. Übertragung von Kurserlebnissen in praktizierbares Alltagsverhalten.

Innerhalb der nächsten Seiten werden die einzelnen Ziele näher beschrieben und erläutert.

1. Vermittlung tiefgreifender Erlebnisse

Körpergefühl und Körpererfahrung stehen hier im Mittelpunkt. Der richtige Umgang mit dem eigenen Körper, das Erkennen körperlicher Zustände und der darin ablaufenden

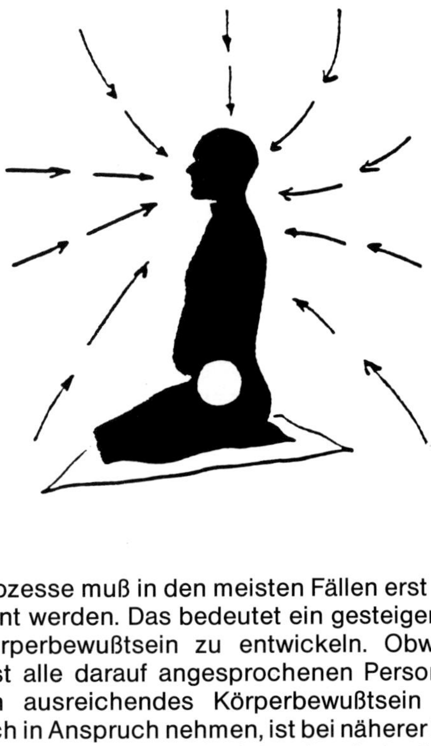

Prozesse muß in den meisten Fällen erst gelernt werden. Das bedeutet ein gesteigertes Körperbewußtsein zu entwickeln. Obwohl fast alle darauf angesprochenen Personen ein ausreichendes Körperbewußtsein für sich in Anspruch nehmen, ist bei näherer Befragung in dieser Hinsicht ein eindeutiges Defizit zu erkennen.

Die Entwicklung eines Körperbewußtseins bedeutet, den Körper als Einheit zu erfahren. Eine entsprechende Wahrnehmungsschulung sensibilisiert den Teilnehmer, neben Empfindungen an der Körperoberfläche (der Haut) auch innere (Spannungs-)Zustände der Muskulatur, Bänder, Sehnen und Organe zu erfühlen.

Die Haut zeigt uns Kälte, Schmerz, die Rauheit anderer Gegenstände, aber auch Wärme und Wohlempfinden. Körperliche Berührungen (Streicheln, Massage usw.) können Wohlbefinden und eine Verbesserung des Allgemeinzustandes hervorrufen. Emotionale Zustände beeinflussen den Tonus (Spannungslage) unserer Muskulatur (Psychtonus). Er wird durch Angst, Freude und sonstige Erregungszustände erhöht, durch Ermüdung und Depression erniedrigt.

Die Wahrnehmung von Spannungszuständen hilft entstehende Streßzustände, die sich zum Beispiel in hochgezogenen Schultern und angespannten Muskeln äußern, besser zu bewältigen. Körperenergien werden somit nicht mehr blockiert, sondern stehen zur Bewältigung der anstehenden Aufgaben zur Verfügung.

2. Anleitung zu funktionellen Übungen

Verursacht durch die unterschiedlichsten Belastungen entstehen ganz spezielle Problemzonen am menschlichen Körper. Der „Rücken" ist das beste Beispiel für eine solche Problemzone. Wer über 35 Jahre leidet heute nicht unter Rückenschmerzen, und bei welcher Sekretärin sind keine Klagen über Verspannungen im Hals-, Nacken- und Schulterbereich zu hören?

Durch Fehl- und Überbelastung des Bewegungsapparates, z. B. infolge einer krummen Körperhaltung, wird das innere Gleichgewicht des Körpers gestört. Um den Körper vor eventuell auftretender Schädigung zu schützen, reagieren einzelne Muskelpartien mit permanenter Anspannung, was im Laufe der Zeit zur Verkürzung führt. Andere Muskelpartien werden aufgrund fehlender Reize geschwächt. Muskuläre Dysbalancen sind die Folge, die Belastbarkeit des aktiven und passiven Bewegungsapparates wird herabgesetzt.

Als Zielsetzung funktioneller Übungen ergibt sich somit,

a) eine Dehnung der verkürzten und verspannten Muskelpartien durch gezielte Dehnungsübungen. Vor allem die Haltemuskulatur neigt gerne zur Verkürzung, als Beispiel seien hier die Rückenstrecker im Lenden- und Halswirbelsäulenbereich, die Hüftbeuger und die hintere Oberschenkelmuskulatur genannt. Durch verschiedene Ausführungsformen (passives und aktives statisches Dehnen, Anspannungs-Entspannungs-Dehnen) des „Stretching" soll die verkürzte Muskulatur wieder auf ihre normale Muskellänge gedehnt werden;

b) eine Kräftigung der abgeschwächten Muskulatur durch gezielte Kräftigungsübungen. Die Rückenstrecker im Brustwirbelsäulenbereich, die Gesäßmuskulatur und vor allem die Bauchmuskulatur müssen beispielsweise mit Hilfe statischer und dynamischer Kräftigungsübungen häufig „auftrainiert" werden. Durch eine Kräftigung abgeschwächter Partien erreicht man gleichzeitig eine Spannungserniedrigung (Detonisierung) in der antagonistischen Muskulatur, z. B. bei statischer Kräftigung der Bauchmuskulatur eine Detonisierung in den zur Verkürzung neigenden Rückenstreckern im Lendenwirbelsäulenbereich;

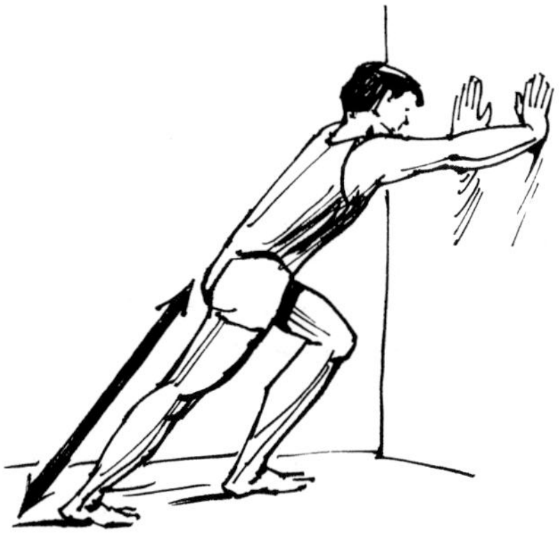

Hintere Unterschenkelmuskulatur

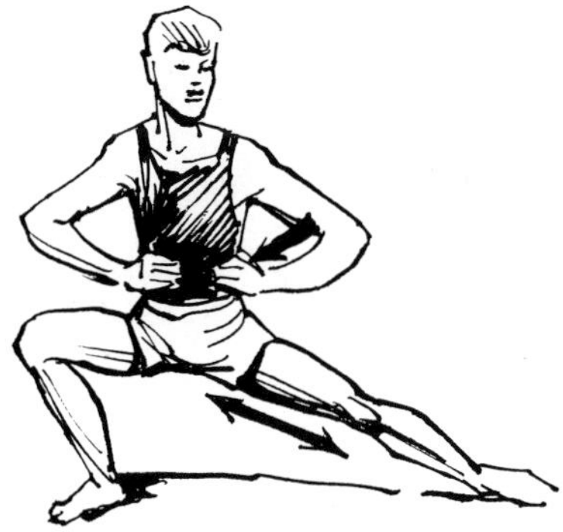

Innere Hüftmuskulatur

c) eine behutsame Mobilisation aller unbeweglich gewordenen Partien und Gelenke. Dabei können die entsprechenden Übungen sowohl aktiv durch eigene Muskelkraft wie auch passiv mit Hilfe eines Partners oder der Schwerkraft ausgeführt werden. Da das Ausmaß des Bewegungsumfanges in einem Gelenk neben Faktoren wie Freiheitsgrad des Gelenkes, Form der beteiligten Gelenkflächen auch von der Dehnfähigkeit der Muskeln, Sehnen und Bänder sowie der Kraft der bewegenden Muskulatur abhängt, ist eine enge Verbindung von Mobilisation, Dehnung und Kräftigung vorhanden.

3. Teilnehmer zu motivieren, sich sinnvoll körperlich zu bewegen

„Bewegung ist die beste Medizin." Schon die Chinesen und Griechen erkannten lange vor unserer Zeitrechnung den bedeutungsvollen Zusammenhang von Bewegung, Spiel und Gesundheit (auch der seelischen Gesundheit). Die physiologischen, aber auch die psychischen und sozialen Wirkungen von sportlicher Betätigung und Bewegung sind heute weitgehend von der Medizin, Psychologie, Soziologie und der Sportwissenschaft untersucht.

Damit ein Bewegungsprogramm seine Gesundheitswirkung voll entfalten kann, ist es jedoch erforderlich, daß der Teilnehmer seinen individuellen Voraussetzungen gemäß das Programm dosiert und kontrolliert durchführt. Dazu ist neben einer gewissen Körpererfahrung auch die Kenntnis einfacher körperlicher Zusammenhänge und entsprechender Kontrollmöglichkeiten (z. B. Pulsmessung) notwendig.

Neben funktioneller Gymnastik muß ein weiterer Schwerpunkt eines Gesundheitsprogramms in der Vorbeugung von Herz-Kreislauf-Erkrankungen liegen. Eine Ökonomisierung der Herztätigkeit, eine Steigerung der Leistungsfähigkeit des Herz-Kreislauf-Systems und eine Verbesserung des Stoffwechsels sind nur einige positive Begleiterscheinungen eines sinnvollen „Ausdauertrainings". Nach Hallhuber bleibt das Risiko eines Herzinfarktes für Personen ab 40 Jahren in etwa 20 Jahre lang relativ niedrig, wenn sie sich in ausreichendem Maße bewegen. Der Ausdruck „20 Jahre lang 40 Jahre jung bleiben" findet hier seine Bestätigung.

Neben den physiologischen Auswirkungen hat die körperliche Aktivität besondere Bedeutung im „Streßausgleich".

Ein ganzheitlich aufgebautes Bewegungsprogramm löst insbesondere mit spielerischen Elementen in einer vorhandenen lokkeren Gruppenatmosphäre psychische und physische Verkrampfungen. Man wird, ohne daß man es merkt, zur Bewegung und Aktivität verführt und spürt in sich wachsende Lebensfreude und eine Steigerung des Selbstvertrauens.

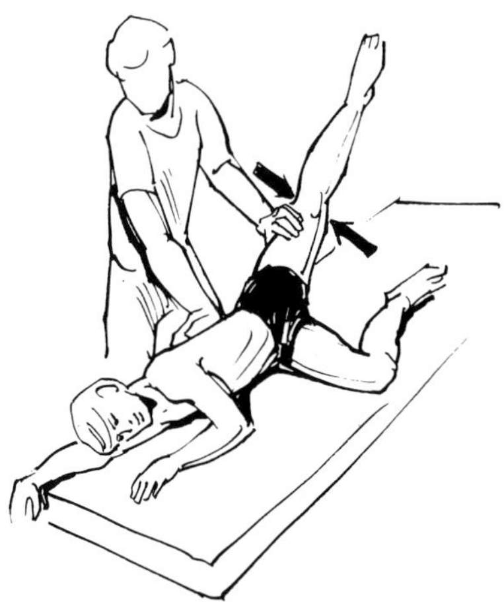

Hintere Hüftmuskulatur

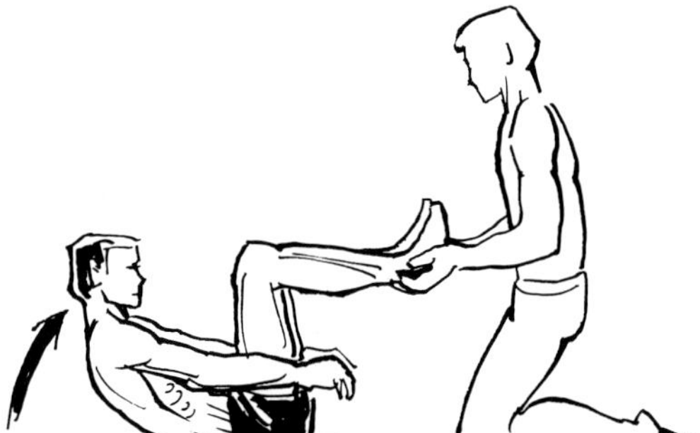

Bauchmuskulatur

Ganz besonders wichtig ist der Abbau von Streß-Stoffwechselprodukten und eine Verbesserung der eigenen Streßtoleranz. Bei jeder psychischen Belastung wird der Körper in eine Art „Aktivierungszustand" versetzt, es wird eine sogenannte Alarmreaktion ausgelöst. Diese kurbelt den Energiestoffwechsel an, die Muskeln spannen sich, der Blutdruck steigt. Die Stoffwechselprodukte müssen verarbeitet werden, sonst kommt es bei übermäßigem Auftreten von Belastungen zu einer erheblichen Störung und Überlastung einzelner Organe, z. B. des Herz-Kreislauf-Systems.

Jeder Mensch reagiert individuell verschieden auf die Art von Belastungen, denen er ausgesetzt ist. Man nennt diese Belastungen auch Stressoren. Es gibt positive und negative Stressoren.

Positive Stressoren	**Negative Stressoren**
Freude Spaß Motivation Zufriedenheit Bewegung Zuneigung ↓	Angst Langeweile Frustration Unzufriedenheit Inaktivität Ablehnung ↓
Balance	Dysbalance

Zur Überlastung kann es kommen, wenn zu lange unangenehme Belastungen (negative Stressoren) auf uns einwirken und wenn sie nicht durch angenehme Erlebnisse (positive Stressoren) kompensiert werden können.

Körperliche Aktivität beseitigt den „Stau" der Streß-Stoffwechselprodukte und beugt entsprechend vor. Gerade für den Ausgleich der im Alltag auftretenden negativen Stressoren ist die körperliche Aktivität von entscheidender Bedeutung.

4. Vermittlung von Entspannungsmöglichkeiten

Ein dosiertes Bewegungsprogramm bietet ideale Voraussetzungen, um tiefgreifende Entspannungszustände zu empfinden. Ein beanspruchter Organismus neigt nach einer Belastung zur Entspannung und Regeneration. Das bedeutet jedoch nicht nur ein Lösen muskulärer Spannungen, sondern beinhaltet auch die psychische Entspannung oder, allgemeiner ausgedrückt, das Erreichen eines allgemeinen Wohlbefindens.

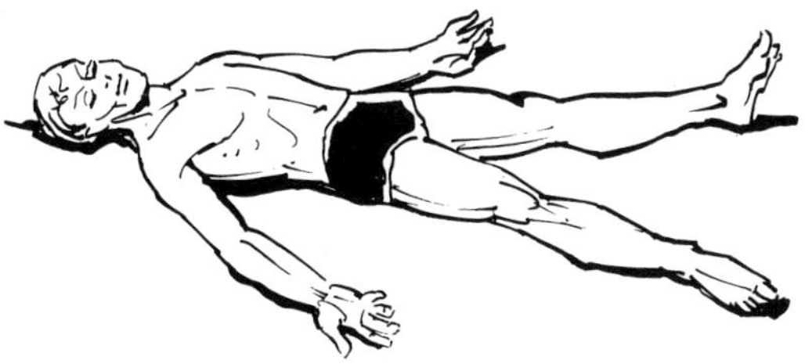

Ein allgemeines Wohlbefinden läßt sich nur erreichen, wenn sowohl die physische wie auch psychische Entspannung gleichermaßen auftritt. Wir erkennen hieran den engen Zusammenhang zwischen Körper und Geist. Ein „gestreßter" Manager kann körperlich nicht entspannt sein, da der psychische Druck (Zeitdruck, Ärger, Angst usw.) seine Muskulatur in erhöhte Spannung versetzt. Es besteht jedoch durch diesen engen Zusammenhang von Körper und Geist auch die Möglichkeit, eine ganzheitliche Entspannung zu erreichen, wenn man an einem der Pole angreift. Es ergeben sich somit in der Praxis unterschiedliche Entspannungsverfahren, die z. B. durch eine physische Entspannung eine psychische Entspannung bewirken (progressive Relaxation nach Jacobsen, Eutonie, Feldenkrais) oder umgekehrt ihren Ansatzpunkt in der Psyche suchen (autogenes Training, Meditation). Entspannungsverfahren unter Verwendung von Musik oder auch Bewegungsprogramme setzen gleichzeitig an beiden Polen an.

Die „innere Balance" zu finden und nicht nur muskuläre Dysbalancen auszugleichen, ist das Ziel der Anwendung von Entspannungsmethoden. Das Lösen angespannter Zustände, das bewußt gesteuerte Umschalten auf Ruhe und das Gefühl eines allgemeinen Wohlbefindens stehen hier im Mittelpunkt.

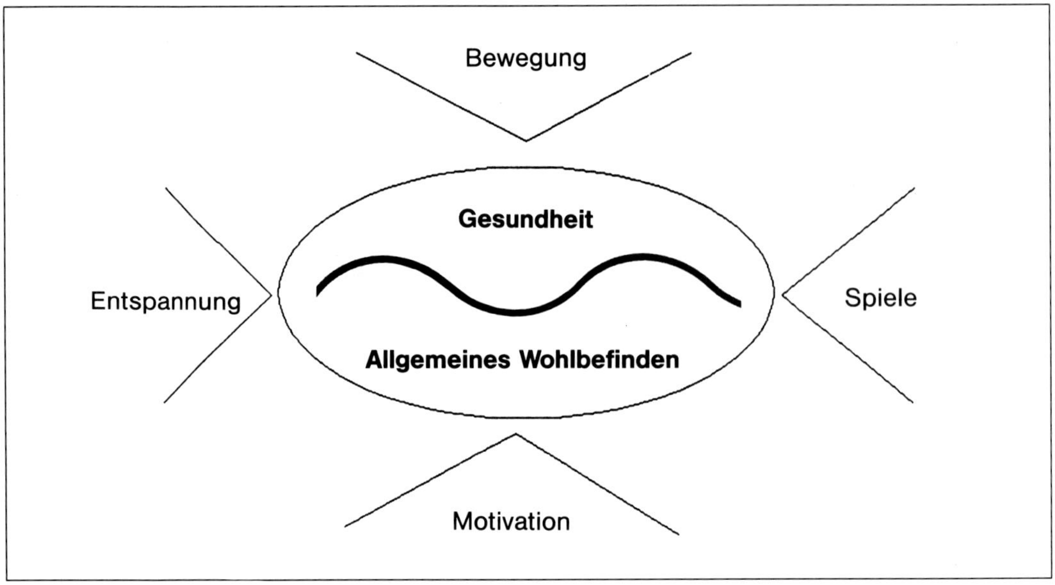

5. Erreichen von Einstellungs- und Bewußtseinsänderungen

Bedingt durch die schon erwähnten Risiken einer gesundheitsgefährdenden Lebensweise (Risikofaktoren) ist eine Umstellung der jeweiligen Bewußtseinshaltung hin zu einer gesundheitsfördernden Lebensweise unumgänglich.

Der Teilnehmer muß erleben, welche Wirkungen gesundheitsfördernde Praktiken und Methoden haben. Erst die Wahrnehmung entsprechender Veränderungen, z. B. die bewußt wahrgenommene Entspannung mit Hilfe eines Entspannungsverfahrens oder das Erleben von Spaß und Freude beim Spielen in der Gruppe, sorgt für die Einsicht in die Notwendigkeit dieser Verhaltensweisen. Erlebnisse zu vermitteln, die nachhaltig auf den Teilnehmer einwirken, sind die große Chance präventiver Bewegungsangebote. Jahrzehntelang praktizierte und automatisierte Verhaltensweisen sind nämlich nicht in kurzer Zeit zu ändern, es bedarf hier intensiven Übens.

Interessant in diesem Zusammenhang ist auch ein Ergebnis des amerikanischen Sozialforschers Brim, der nachwies, daß bezüglich des Umlernens von Verhaltensweisen die Lernbedingungen denen der Kindheit ähneln sollten. Das bedeutet letztendlich, Spielräume für Erwachsene zu schaffen. Die Verwendung kleiner Spiele löst gruppendynamische Prozesse aus, die neben einer Vermittlung von Spaß eine Öffnung gegenüber anderen Teilnehmern bewirkt. Wir erhalten hier auch einen wesentlichen Beitrag zur „sozialen Gesundheit“, da durch das heitere Beisammensein und Miteinander Freundschaften entstehen und Kontakte leichter geknüpft werden können.

6. „Brücken schlagen“ zwischen Kurserlebnissen und Alltagsverhalten

Dieser Punkt ist in enger Verknüpfung zum vorherig ausgeführten Thema zu sehen. Eine Bewußtseinsänderung ist zwingende Voraussetzung zum eigentlichen Agieren. Ist die Sensibilität für „gesunde Verhaltensweisen“ beim Teilnehmer erzeugt, benötigt er neben einer reinen Übungsanweisung auch eine hinreichende Aufklärung über körperliche Zusammenhänge. Das Kennenlernen der Hintergründe über die Notwendigkeit des Gebrauchs wirbelsäulengerechten Alltagsverhaltens ist ebenso wichtig wie die praktische Einführung in ein solches, z. B. das Kennenlernen einer aufrechten Sitzhaltung und deren Bedeutung für die Wirbelsäule.

Doch nicht allein nur Informationen sollen aufgenommen und verarbeitet werden. Es ist entscheidend, eine positive Sinnes- und Lebenshaltung in den Alltag zu übertragen.

Spaß und Freude zu empfinden, ist keine Angelegenheit, die sich nur auf das Spielen in der Gruppe beschränken muß. Positiv an eine Sache herangehen, die eigene Stimmung nicht „verderben“ zu lassen und durch seine freundliche Haltung andere Personen positiv zu beeinflussen, das kann zu einer Lebenshaltung werden.

Das WAGUS-Programm

Der systematische Wechsel von Aktivierung und Entspannung kennzeichnet das Prinzip der WAGUS-Idee.

Der Körper befindet sich im Alltag in einem permanenten Alarmzustand. Hier verbraucht er Energie, der Körper ermüdet. Wie ein Auto muß man ihn wieder auftanken – er muß regenerieren. Das ist möglich in Phasen der Ruhe und Erholung (Entspannung). Gönnt man sich keine Erholung, kommt es zur Überlastung und Erschöpfung.

Spannung und Entspannung müssen sich die Waage halten. Eine Ausgeglichenheit beider Phasen ist für den Menschen von besonderer Bedeutung – er muß sich in „Balance“ befinden.

Um „Dysbalancen“ zu vermeiden, ist es wichtig, rechtzeitig Spannungsdifferenzen wahrzunehmen und im rechten Moment abzuschalten, zu entspannen.

Wohlbefinden kann nur erreicht werden, wenn sich Körper und Geist gleichsam entspannen. Körper und Geist beeinflussen sich aber gegenseitig. Durch die Entspannung des Körpers beispielsweise kann der psychische Zustand der Ausgeglichenheit erreicht werden. Das zeigen wissenschaftliche Arbeiten, welche die Auswirkungen eines Bewegungstrainings näher untersucht haben. Es wurde festgestellt, daß durch Lauftraining oder generell durch Betreiben von Ausdauersportarten Spannungen abgebaut werden und eine Entspannung erreicht wird.

Wichtig für das WAGUS-Programm ist das bewußte Erleben einer wohlig-entspannten Situation nach einer vorherigen Aktivität. Erst dadurch lernt man Spannungsdifferenzen wahrzunehmen, die wiederum bei einem Auftreten in Alltagssituationen leichter abgebaut werden können.

Graphisch läßt sich dieses erkannte Prinzip in einer Welle demonstrieren, der WAGUS-Welle. Es zeigt das biologische Urprinzip der Energieregelung des Menschen, angewendet auf eine entsprechende Kurseinheit.

Das Programm setzt sich, wie schon erläutert, aus den Phasen Aktivierung und Entspannung zusammen.

Die beiden Aktivierungsphasen (siehe WAGUS-Welle) bestehen aus den Inhalten Kleine Spiele, Gymnastik in verschiedenen Variationen und Formen des Ausdauertrainings.

Die Entspannungsphasen dienen zur Vertiefung psychologischer und physiologischer Prozesse, die nach einer Aktivierung ablaufen. Alle „Empfangskanäle“ des menschlichen Organismus werden durch körperliche und geistige, aktive und passive Entspannungsverfahren angesprochen.

Das WAGUS-Prinzip

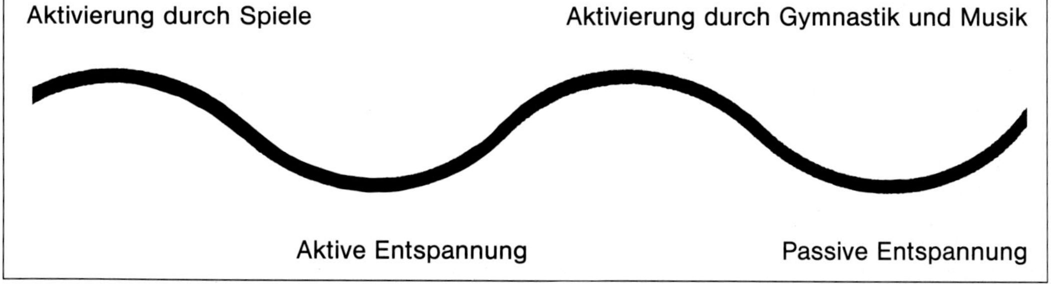

Der Bewegungsteil fordert den Teilnehmer zum „Anstieg“ auf, der Entspannungsteil läßt ihn wieder „hinabgleiten“ zu einem tiefen Gefühl der Erholung und des ganzheitlichen Wohlbefindens.

Welche Vorteile bietet das Medium Wasser für ein präventives Bewegungsprogramm?

Wie ein präventives Gesundheitsangebot aussehen kann, wurde in den letzten Abschnitten vorgestellt. Was veranlaßt dazu, ein solches Angebot im Wasser als Wassergymnastik durchzuführen?

Das Wasser ist durch seine spezifischen physikalischen Eigenschaften prädestiniert dafür, ein Gesundheitsangebot darin anzubieten.

- Der Auftrieb entlastet den gesamten Bewegungsapparat.
- Durch Ausnutzung des Wasserwiderstandes wird der Kreislauf stabilisiert und die Muskulatur gekräftigt.
- Die Wassertemperatur bzw. die Wärmeleitfähigkeit entziehen dem Körper die Wärme und fordern somit zur Bewegung auf.
- Der Wasserdruck belastet unseren Kreislauf und regt ihn auf diese Weise an.

Diese Eigenschaften resultieren im wesentlichen aus der tausendmal größeren Dichte des Wassers gegenüber der Luft. Erst hierdurch erhält das Wasser seine spezifischen Eigenheiten.

Eine genaue Beschreibung der besonderen Eigenschaften des Wassers folgt im nächsten Kapitel.

Zusammenfassung

1. Ca. 70% aller Bundesbürger leiden heute unter chronisch-degenerativen „Zivilisationskrankheiten“. Vorgelagert sind häufig Befindlichkeitsstörungen oder Beschwerden. Nicht selten sind die sogenannten Risikofaktoren Ursache für diese negativen Veränderungen im Organismus.

2. Nach der WHO ist Gesundheit „der Zustand des vollständigen körperlichen, geistigen und sozialen Wohlbefindens“.

3. Prävention bedeutet aktive Gesundheitsförderung. Sie setzt weit im Vorfeld von „Krankheit“ ein. Prävention bedeutet auch Verhaltensänderung, hin zu einer gesunden Lebensweise, durch die negative Wirkungen körperlicher und psychischer Alltagsbelastungen auf ein Minimum reduziert wird.

4. Das WAGUS-Konzept berücksichtigt alle Erfordernisse, die an ein ganzheitliches Bewegungsprogramm in der Prävention zu stellen sind. Das Erreichen eines körperlichen und geistigen Wohlbefindens durch systematischen Wechsel von Aktivierung und Entspannung steht im Mittelpunkt des WAGUS-Programms.

5. Das Medium Wasser eignet sich durch seine besonderen physikalischen Eigenschaften hervorragend für präventive Angebote.

Die physikalischen Eigenschaften des Wassers

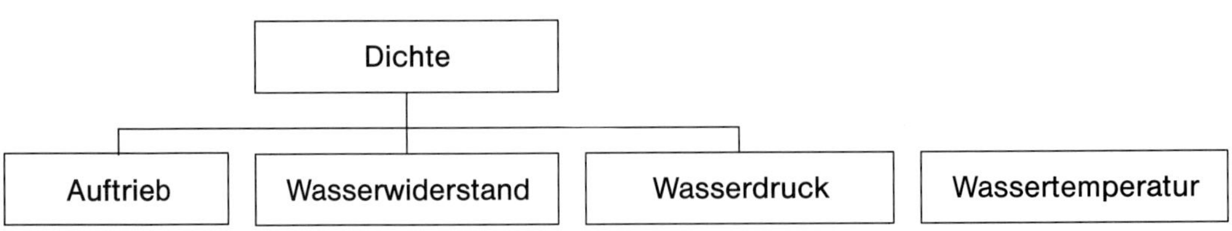

Der kleine Test

1. Warum ist eine ganzheitliche Definition des Begriffes „Gesundheit“ sinnvoll?

2. Auf welche Bereiche bezieht sich die ganzheitliche Definition der WHO?

3. Was bedeutet Prävention und welche Ziele hat sie?

4. Welche Bedeutung haben die sogenannten „Risikofaktoren“?

5. Welche Alltagsbelastungen wirken tagtäglich auf uns ein?

6. Was ist das Anliegen des WAGUS-Konzeptes und welches die Besonderheiten?

II.
Das Besondere am Wasser

Der Auftrieb

Archimedes, ein bedeutender Physiker und Mathematiker des Altertums, fand heraus, daß in Flüssigkeiten Kräfte nach allen Seiten wirken. Also auch nach oben, entgegen der Erdanziehungskraft. Tauchen wir einen Körper in das Wasser, so erhält er einen Auftrieb.

Nach Archimedes ist die Auftriebskraft gleich dem Gewicht des vom Körper verdrängten Wassers. Ein Körper verliert also beim Eintauchen soviel an Gewicht, wie das von ihm verdrängte Wasser wiegt. Sind Gewicht und Auftrieb gleich, schwebt der Körper (zwei entgegengesetzt gerichtete gleichgroße Kräfte heben sich auf).

Die Auftriebskraft wirkt, wie wir ja wissen, auch auf unseren Körper. Je tiefer wir bei der Gymnastik im Wasser stehen, desto stärker spüren wir den Auftrieb und erhalten das Gefühl zunehmender Schwerelosigkeit. Ein ca. 70 kg schwerer Mann wiegt im Wasser nur noch wenige Kilogramm.

Durch den Auftrieb wird der gesamte Stütz- und Bewegungsapparat des Menschen entlastet. Wir spüren eine wohltuende Lockerung des ganzen Körpers und eine Entspannung der Muskulatur. Eine Verbesserung der Beweglichkeit und eine Mobilisation der Gelenke ist im Wasser auf einfache Weise möglich. Diese Eigenschaft nutzt man in der Therapie von Gelenkverletzungen und ähnlichen Erkrankungen. Werden Bewegungen im Wasser langsam ausgeführt, z. B. das Heben des Armes oder eines Beines, benötigt man weit weniger Kraft, als dies an Land der Fall wäre.

Wir haben gesehen – das Wasser unterstützt durch seinen Auftrieb die Aufwärtsbewegung und dämpft die Abwärtsbewegung.

Gerade für ältere Menschen eröffnet das neue Möglichkeiten. Viele Bewegungsformen zur Verbesserung der Herz-Kreislauf-Leistungsfähigkeit wie Laufen, Hüpfen u. ä. sind im Wasser möglich. Die Muskulatur muß nur noch einen geringen Teil des Körpergewichtes vom Boden abdrücken, die Gelenke genausowenig Gewicht wieder abfangen.

Man sollte jedoch beachten, daß durch den Auftrieb die Standfestigkeit beeinträchtigt ist, welches wiederum eine erhöhte Anforde-

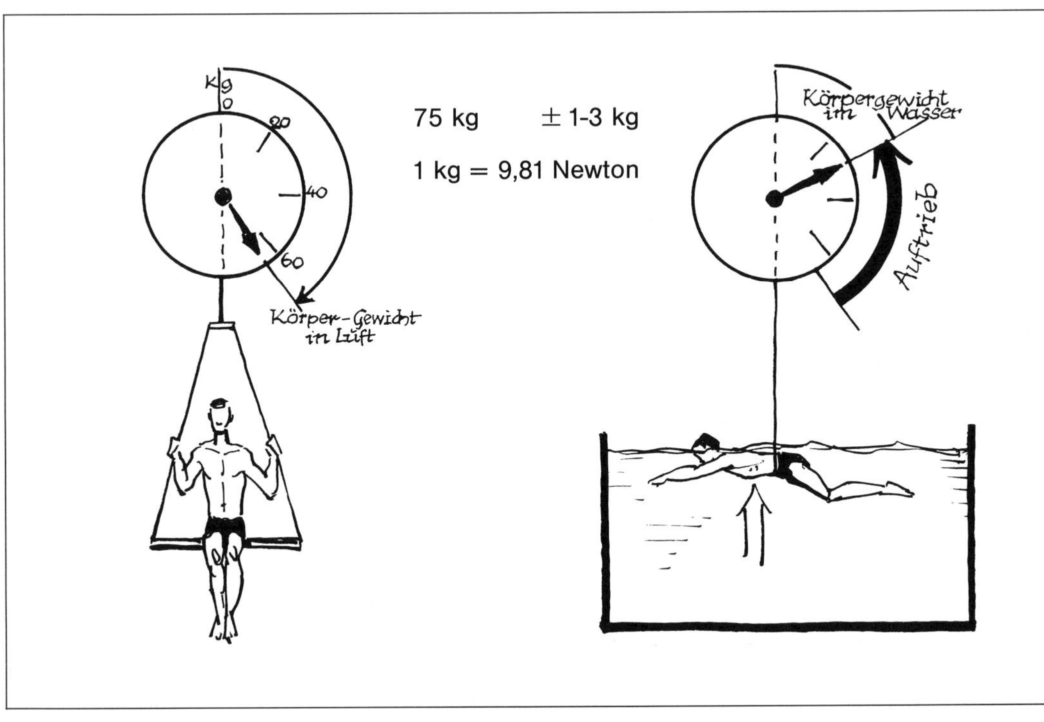

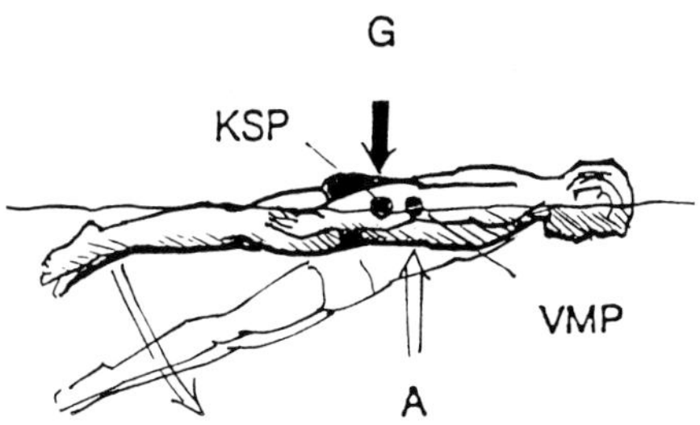

Gewichtskraft G und Auftrieb A

Körperschwerpunkt (KSP)

Volumenmittelpunkt (VMP)

rung an unsere Gleichgewichtsorgane stellt. Gerade bei sehr unsicheren Personen kann es zu unkontrollierten Bewegungen kommen, die kleine Verletzungen am Band- oder Gelenkapparat auslösen können.

Bisher haben wir im wesentlichen vom statischen Auftrieb gesprochen. Bewegen wir uns schneller durch das Wasser, tritt zusätzlich der dynamische Auftrieb in Erscheinung, dessen Wirkung wir gut bei Wasserskiläufern beobachten können. Bei der üblichen Schwimmgeschwindigkeit im Freizeitsportbereich spielt diese Komponente jedoch kaum eine Rolle.

Bei einer ruhigen Körperlage im Wasser kommt es meist zu einem Absinken der Beine. Ausgelöst wird eine Drehbewegung dieser Art durch eine Kraft, die in der Physik als Drehmoment bezeichnet wird. Das Drehmoment wiederum resultiert aus unterschiedlichen Angriffspunkten zweier Kräfte in einem Körper, z. B. Gewicht und Auftrieb. Angriffspunkt für den Auftrieb ist der Volumenmittelpunkt, für das Gewicht der Körperschwerpunkt. Nach Untersuchungen liegen beide Punkte in der Regel nicht an der gleichen Stelle, so daß ein Drehmoment die Beine absinken läßt. Durch Strecken der Arme über den Kopf kommen sich beide Punkte näher, die Beine sinken weniger stark.

Der Wasserwiderstand

Bewegen wir unseren Arm im Wasser, so spüren wir deutlich den größeren Widerstand als bei der gleichen Übung an Land. Der erhöhte Widerstand resultiert aus der viel größeren Dichte des Wassers gegenüber der Luft.

Mit zunehmender Geschwindigkeit der Bewegung, wie auch durch eine Vergrößerung der Fläche (Faust – flache Hand) erhöht sich dieser Widerstand.

Das Üben mit entsprechendem Widerstand können wir für eine gezielte Kräftigung der Muskulatur einsetzen. Durch die Verwendung von Handgeräten wird der Widerstand noch um ein Vielfaches verstärkt, z. B. durch ein Schwimmbrett. Im Bereich der Rehabilitation oder generell beim gezielten Krafttraining atrophierter und schwacher Muskulatur kann durch eine Veränderung von Lage, Anstellwinkel und Tempo, z. B. der sich bewegenden Hand, eine individuelle Kräftigung erfolgen.

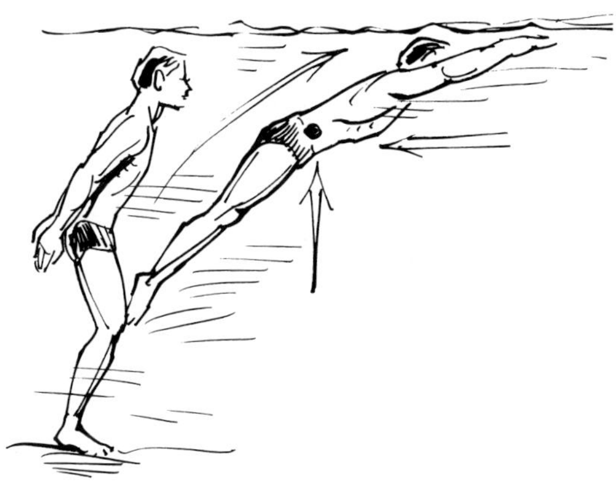

Wie in der Unterwassermassage bewirkt das vorbeifließende Wasser an sich bewegenden Körperpartien eine wohltuende Massage. Dies führt zu einer verstärkten Durchblutung von Haut und Muskulatur.

Neben der Kräftigung der Muskulatur kann der Wasserwiderstand auch zur Verbesserung der Leistungsfähigkeit des Herz-Kreislauf-Systems eingesetzt werden. Durch den Wechsel von mehrminütigem Gehen und Laufen (mit entsprechender Pulsmessung) und anschließender Entspannung in der Rückenlage kann der Kreislauf dosiert belastet werden.

Der Wasserdruck (hydrostatischer Druck)

Das Wasser drückt auf unseren Körper sehr viel stärker als die Luft. Wir spüren dies deutlich beim Tauchen durch den leichten Druck auf die Ohren. Ohnehin bemerkt man meist direkt nur die Beeinflussung unserer Atmungsorgane, wie z. B. der Lunge und der Nasennebenhöhlen. Das hat seinen Grund in der physikalischen Tendenz, daß sich die Luft sehr viel leichter zusammendrücken läßt als eine Flüssigkeit und wir somit die Beeinflussung des Blutkreislaufs weniger spüren.

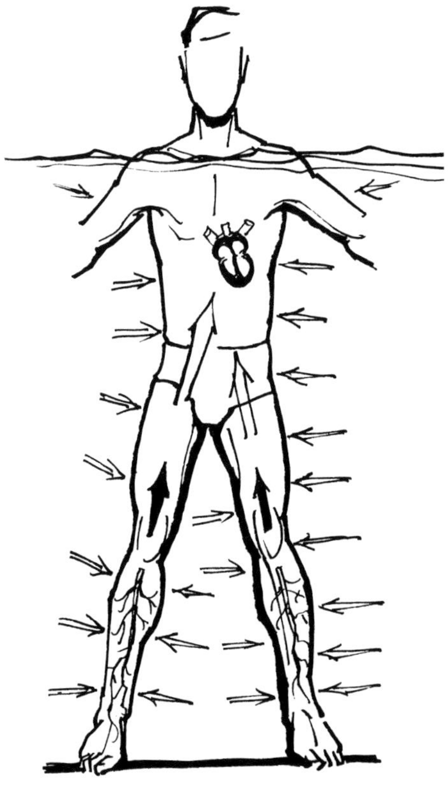

Da im Wasser ständiger Druck auf Bauch und Brust besteht, wird beim Einatmen die Atemmuskulatur stärker beansprucht, was zu einer entsprechenden Kräftigung führt. Die Ausatmung wird dagegen gefördert und erleichtert. Wichtig ist der Hinweis, daß durch die erschwerte Atmung, gerade bei Senioren, psychische Störungen und Angstgefühle, z. B. Beklemmungserscheinungen, auftreten können.

Neben der Beeinflussung der Atmungsorgane kommt es, jedoch für uns kaum spürbar, zu einer Veränderung im Herz-Kreislauf-System. Durch den Wasserdruck wird vermehrt Blut aus dem Gefäßsystem in den Blutkreislauf gepreßt, dem Herzen steht ein vermehrtes Blutangebot zur Verfügung. Im Stand macht sich diese Eigenschaft sehr positiv bemerkbar, da der venöse Rückstrom des Blutes in die Brustregion gefördert wird. Wir haben hier ähnliche Bedingungen wie beim Liegen an Land.

Das vermehrte Blutangebot bedeutet jedoch auch eine Belastung und somit eine Anregung des Herz-Kreislauf-Systems.

Die Wassertemperatur (Die Wärmeleitfähigkeit)

Vergleichen wir den Aufenthalt im Wasser mit dem an Land und setzen wir eine gleiche Temperatur voraus, z. B. 28° C, so wird uns der Unterschied schnell deutlich. Wir empfinden beide Medien unterschiedlich warm und frieren im Wasser schon nach kurzer Zeit, wenn wir uns nicht bewegen.

Dieses Empfinden resultiert aus der hohen Wärmeleitfähigkeit des Wassers. Der Mensch gibt an das Wasser schneller Wärme ab als an die Luft.

Beim Eintauchen ins Wasser wird durch den Kältereiz auf die Haut das Wärmeregulationszentrum im Körper alarmiert. Der Körper versucht, die Kerntemperatur in seinem Innern durch verschiedene Regulationsmechanismen konstant zu halten. Er macht dies durch

- Drosselung der Durchblutung im Bereich der Haut,
- Erhöhung des Muskeltonus,
- Stoffwechselsteigerung,
- Adrenalinausschüttung.

Atmung, Herz und Kreislauf müssen entsprechend mehr Leistung bringen. Der Sauerstoffverbrauch wie auch die Sauerstoffaufnahme können um das Fünffache ansteigen. Vor allem bei kreislaufschwachen und älteren Personen ist darauf zu achten, daß nicht allein schon durch geringere Bewegung die Grenze der Belastbarkeit überschritten wird.

Körperliche Aktivität wie Laufen im Wasser oder Schwimmen erhöht die Wärmeproduktion. Da jedoch hierdurch auch eine zunehmende Durchblutung in der Körperschale stattfindet, führt dies wiederum zu einer vermehrten Wärmeabgabe. In Pausen erfolgt eine schnelle Abkühlung.

Vorsicht vor Unterkühlung!

Durch zu langen Aufenthalt im Wasser und zu wenig Bewegung kommt es zu Symptomen wie: Frieren, Gänsehaut, blaue Lippen, Muskelzittern, Zähneklappern usw.

Ein weiteres Phänomen, welches für die richtige Dosierung der Wassergymnastik zu beachten ist, sollte zum Abschluß dieses Kapitels noch erwähnt werden, der **Tauchreflex.** Durch ihn kommt es beim Eintauchen ins Wasser zu einer Reduzierung der Herzfrequenz um etwa 10–15 Schläge/Minute. Die im nächsten Kapitel angegebenen „Belastungsformeln“ berücksichtigen dieses Phänomen, d. h. für eine entsprechende Anwendung an Land müssen zu den genannten Werten einfach 10–15 Schläge hinzuaddiert werden.

Zusammenfassung

1. Die tausendmal größere Dichte des Wassers gegenüber der Luft bedingt die besonderen physikalischen Eigenschaften des Wassers.

2. Der Auftrieb reduziert das eingetauchte Körpergewicht um das Gewicht des verdrängten Wassers. Beim Tauchen kann der Zustand der Schwerelosigkeit empfunden werden.

3. Der Wasserwiderstand hemmt eine Bewegung und vergrößert sich, je schneller man sich bewegt.

4. Der Wasserdruck führt zu einer vermehrten Belastung von Atmung und Herz-Kreislauf-System. Durch den vermehrten venösen Rückstrom des Blutes kommt es zu einem vermehrten Blutangebot.

5. Die 25mal größere Wärmeleitfähigkeit des Wassers gegenüber der Luft bewirkt eine schnellere Wärmeabgabe. Unterkühlung kann die Folge eines zu langen Aufenthaltes oder zu geringer körperlicher Aktivität sein.

Der kleine Test

1. Welches sind die physikalischen Eigenschaften des Wassers?
2. Welche physikalische Größe ist für die besonderen Eigenschaften des Wassers verantwortlich?
3. Warum fällt uns das Laufen im Wasser schwerer als an Land?
4. Warum kann es zu Beklemmungserscheinungen beim Atmen kommen?
5. Was bedeuten blaue Lippen?

III. Die richtige Belastung finden!

Die WAGUS-Welle im Wasser
Individuelle Voraussetzungen berücksichtigen!
Auf den Puls achten!
Übung: Wie messe ich meinen Puls?
Richtiges Atmen gehört dazu!
Wassergymnastik nicht nur für Junggebliebene
Die Wassergymnastik-Gesundheitsregeln
Zusammenfassung

Die WAGUS-Welle im Wasser

Geht man einmal von optimalen infrastrukturellen Voraussetzungen aus (Wassertemperatur 28° C, Außentemperatur 32° C), eignen sich erfahrungsgemäß als Dauer einer Wassergymnastik am besten Zeiten zwischen 20 und 30 Minuten. Viel kürzer sollte die Wassergymnastik nicht gestaltet werden, da Anpassungserscheinungen des Organismus erst nach diesem Zeitraum wirksam werden.

Die angegebene Zeit ist nur ein Anhaltspunkt und natürlich von mehreren Faktoren wie Wassertemperatur, Belastbarkeit der Teilnehmer, Motivation usw. abhängig.

Überträgt man das WAGUS-Konzept auf die Wassergymnastik, ergibt sich die folgende WAGUS-Welle:

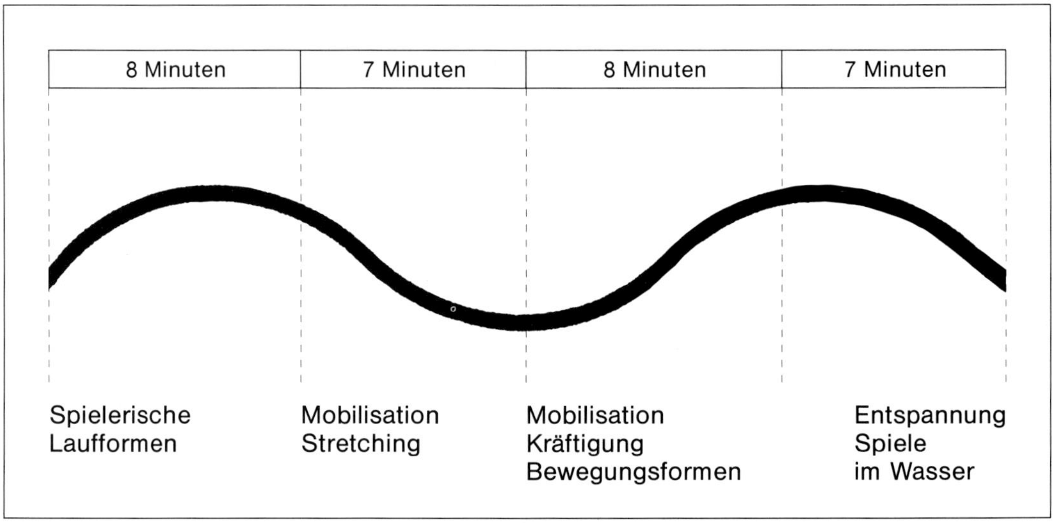

Individuelle Voraussetzungen berücksichtigen!

Nicht jedes Wehwehchen bedeutet gleich, daß unser Körper ernsthaft gefährdet ist. Jedoch veranlaßt uns ein solches Zeichen immer zur Vorsicht oder erzeugt manchmal sogar Angstgefühle. Spüren wir hingegen nichts, gehen wir davon aus, daß mit unserem Körper alles in Ordnung ist. Doch sei die Frage erlaubt – kennt jeder seinen Körper wirklich und kann man alle Zeichen auch richtig einschätzen?

In der Regel setzt man sich während einer körperlichen Aktivität, hier die Wassergymnastik, einer Beanspruchung aus, die im normalen Alltag nicht auf einen zukommt.

Jeder sollte sich also vor Aufnahme eines Bewegungsprogrammes immer bei einem Mediziner auf allgemeine Sporttauglichkeit untersuchen lassen. Erst dann kann man sicher sein, daß ausgeübte einfache Bewegungsformen den Körper nicht überlasten.

Seinen Körper einzuschätzen lernt man durch regelmäßige Selbstkontrolle. Eine auffallende Veränderung im körperlichen Zustand, wie Schlaf, Körpergewicht, muskulärer Zustand, läßt auf irgendeine Störung schließen.

Beide Punkte, eine ärztliche Untersuchung und eine regelmäßige Selbstkontrolle, helfen die falsche Selbsteinschätzung und daraus folgend eine eventuelle Gefährdung der Gesundheit zu vermeiden.

Auf den Puls achten!

Bei Lauf- oder Hüpfformen im Wasser wie auch beim Schwimmen wird in erster Linie unser Herz-Kreislauf-System belastet – wir „trainieren“ unsere Ausdauer.

Damit sich die Ausdauer, oder anders ausgedrückt, unsere „Puste“ verbessert, sind gewisse Regeln und Gesetzmäßigkeiten zu beachten.

Aus der Trainingslehre wissen wir, daß schon eine etwa zehnminütige Herz-Kreislauf-Belastung mittlerer Intensität zu ersten Anpassungserscheinungen führt, wenn sie zweimal wöchentlich durchgeführt wird. Man geht davon aus, daß ca. 120 Herzschläge pro Minute etwa 60 % der maximalen Leistungsfähigkeit des Herz-Kreislauf-Apparates darstellen.

Als Faustregel einer richtigen Belastung im Wasser können wir uns folgende Formel merken:

- **Die richtige Belastungsformel:**
- **Pulsfrequenz „170 minus Lebensalter“**

Wir benutzen also die Pulsmessung, um Aussagen über unsere Herz-Kreislauf-Leistungsfähigkeit und die Größe der eigenen Belastung zu erhalten.

Nachfolgende Skizze demonstriert die Unterschiede von Ruhepuls, Belastungspuls und Erholungspuls bei einer trainierten bzw. untrainierten Person.

Regelmäßige Wassergymnastik hat Auswirkungen auf unseren Puls:

- der Ruhepuls sinkt,
- der Belastungspuls ist bei gleicher Leistung geringer,
- wir erholen uns nach einer Belastung schneller.

Diese Anpassungserscheinungen treten jedoch spürbar erst nach Wochen und Monaten auf – ein regelmäßiges Bewegungsprogramm vorausgesetzt. Es empfiehlt sich daher, ein kleines „Kontrollbuch“ zu führen, in dem alle Pulswerte, die Art und Dauer der Belastung sowie der jeweils dazugehörige körperliche Zustand notiert werden. So behält man auch über längere Zeit immer einen Überblick über die Effektivität des Gesundheitsprogramms und Veränderungen am Organismus.

Natürlich darf man sich nicht überlasten. Auch hier gibt die Pulsfrequenz einen Richtwert, der im präventiven Gesundheitssport nicht überschritten werden sollte:

- **Grenzpulswert:**
- **„190 minus Lebensalter“**

Pulsfrequenz bei verschiedenen Belastungen

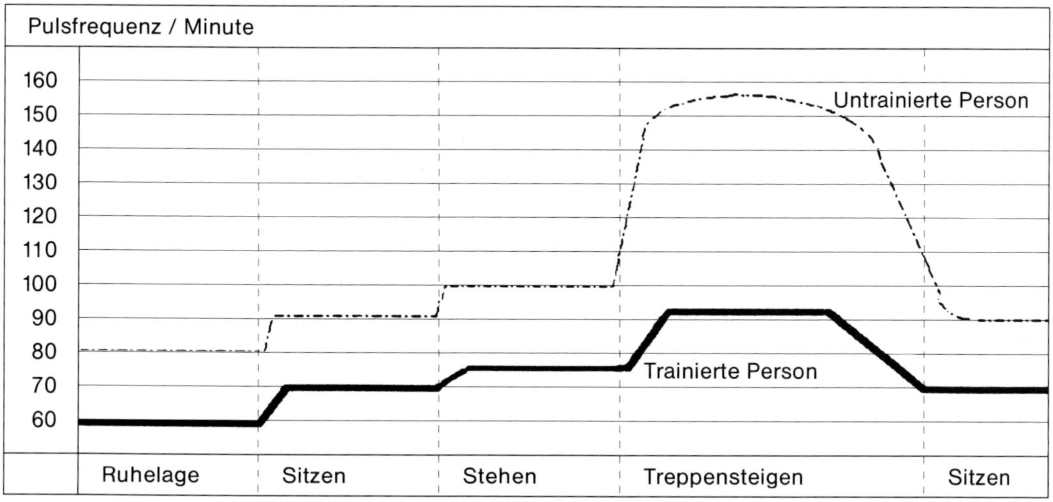

Gesundheitsblatt Karlchen Fit						Woche:
Tage	Ruhepuls	Belastungspuls	Erholungspuls 2 Min.	4 Min.	Körperliche Verfassung	Kcal / Joule
Mo						
Di						
Mi						
Do						
Fr						
Sa						
So						

Übung: Wie messe ich meinen Puls?

1. Wir besorgen uns eine Uhr mit Sekundenzeiger!

2. Wir messen mit Zeigefinger oder mit Zeige-, Mittel- und Ringfinger an unserer Hand- oder Halsschlagader.

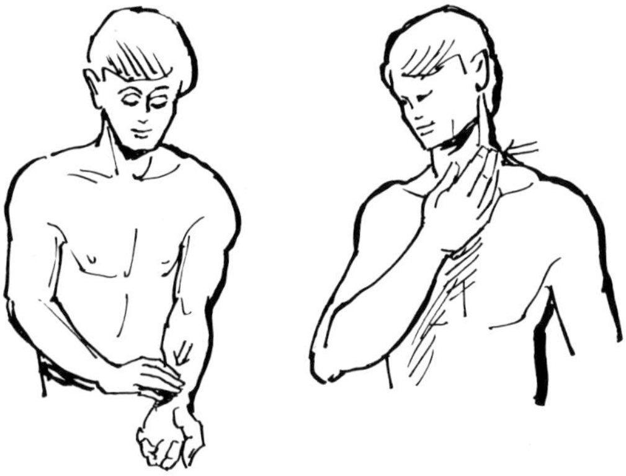

3. Vor Beginn der Wassergymnastik messen wir unseren Ruhepuls. Wir zählen innerhalb von 10 Sekunden, wie oft unsere Schlagader pulsiert. Diese Zahl multiplizieren wir mit 6 und erhalten die Herzfrequenz pro Minute.

Der normale Ruhepuls liegt etwa bei 60–80 Schlägen pro Minute, d. h. also 10–14 Schlägen in 10 Sekunden. Dieser Ruhepuls kann sehr wohl durch Nervosität, Hitze, vorherigen Kaffeegenuß usw. leicht erhöht sein. In diesem Fall messen wir uns am nächsten Morgen nach dem Aufstehen nochmals den Puls. Sollte er dann immer noch wesentlich über den angegebenen Werten liegen, sollte man sich von einem Arzt untersuchen lassen.

4. Nach ca. 5 Minuten Bewegung unterbrechen wir die Aktivität und messen uns erneut den Puls, den sogenannten Belastungspuls. Zählen wir ca. 20–22 Schläge, liegen wir im richtigen Belastungsbereich. Sind wir darüber, bremsen wir unser Tempo, liegen wir darunter, legen wir noch etwas dazu.

5. Nach Beendigung unseres Trainings messen wir noch 2 bzw. 4 Minuten den Erholungspuls. Liegt der erste Wert deutlich unter dem Belastungspuls und der zweite Wert in der Nähe unseres Ruhepulses, können wir davon ausgehen, daß wir uns ausdauermäßig in einem guten Zustand befinden.

Richtiges Atmen gehört dazu!

Die Atmung hat die Aufgabe, die arbeitenden Organe ausreichend mit Sauerstoff zu versorgen. Das Atemzentrum wacht darüber, daß die Atemtätigkeit sich immer dem notwendigen Bedarf an Sauerstoff anpaßt, d. h. bei der Wassergymnastik steigt neben der Atemfrequenz auch die Atemtiefe. Der Atemrhythmus paßt sich dabei meist unbewußt dem Bewegungsrhythmus an. Da beim

Schwimmen die Atmung natürlich über Wasser erfolgen muß, wird man mit Ausnahme des Rückenschwimmens die Atmung bewußt kontrollieren müssen.

Wichtig ist die Atmung vor allem bei Kräftigungs- und Dehnübungen. In der Regel tritt bei stärkerer Belastung automatisch ein kurzes „Atemanhalten" ein. Dies hat den Sinn, z. B. beim Heben eines Gegenstandes, die Wirbelsäule und das Becken zu stabilisieren. Wir sollten jedoch versuchen, gleichmäßig und ruhig weiterzuatmen, um die sogenannte Preßatmung zu vermeiden, bei der sehr hohe Blutdruckspitzen auftreten.

Versuche bei großer muskulärer Belastung immer gleichmäßig weiterzuatmen, auch wenn es wie bei einer Bauchmuskelspannung nur oberflächlich sein kann!

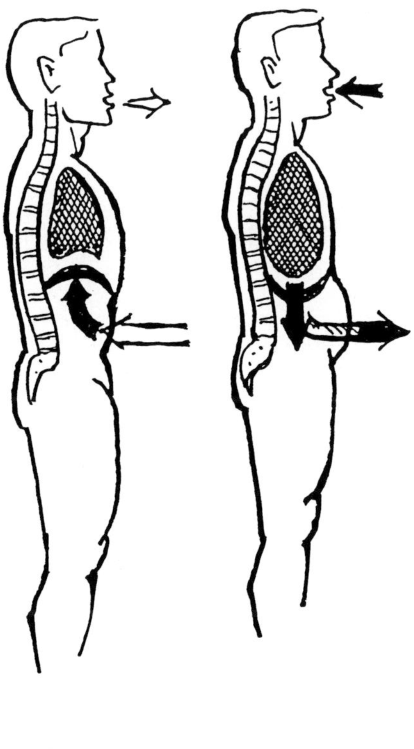

Die Bauchatmung.

Links: Das Einziehen des Bauches verkleinert den Lungenraum und dient zur Ausatmung.

Rechts: Das Vorwölben vergrößert ihn und gestattet der Einatmungsluft, nach unten in den Bauch vorzustoßen.

Wassergymnastik nicht nur für Junggebliebene

Regelmäßige Bewegung – Wassergymnastik – hat so viele positive Auswirkungen für Körper und Geist, daß gerade ältere Menschen davon in hohem Maße profitieren können.

Wassergymnastik im herkömmlichen Verständnis war immer nur ein Angebot für Kurkliniken und Rehabilitationszentren. Mit der Wassergymnastik wurde das Bild einer mit Bedacht durchgeführten Bewegungstherapie verbunden, ein Paradebeispiel für ein Gesundheitsangebot.

Aufgrund dieser immer noch weit verbreiteten Meinung sowie des fast ausschließlichen Kennenlernens bei Kuraufenthalten findet die Wassergymnastik vor allem bei älteren Menschen großen Zuspruch.

Für diesen Personenkreis hat sie ihren besonderen Stellenwert, da vielfältige Bewegungsformen erst wieder möglich werden, das Selbstbewußtsein gesteigert wird und das Wasser durch seine physikalischen Eigenschaften auf den Körper wirkt.

Wassergymnastik im neueren Verständnis beinhaltet speziell für den erwähnten Teilnehmerkreis jedoch noch mehr positive Erscheinungen:

- Gewinnen, Erhalten und Verbessern der körperlichen Verfassung – der „Kondition".
- Vermitteln neuer Bewegungserfahrung durch Spiel- und Übungsformen.
- Schließen neuer Kontakte, Kommunikation und Integration.
- Erreichen eines ganzheitlichen körperlichen und geistigen Wohlbefindens.
- Spaß und Freude am Wasser und an der Bewegung.
- Wiedererlangen eines Selbstbewußtseins und -vertrauens.

Bisher wurde von älteren Menschen und Senioren gesprochen, ohne genau anzugeben, wer damit eigentlich gemeint ist. In der Regel wird eine Person nach dem Ausscheiden aus dem Berufsleben als Senior bezeichnet. Bei verschiedenen Sportverbänden gilt diese Bezeichnung schon ab einem Alter von 20 Jahren.

Bedingt durch Alterungsvorgänge im Organismus kommt es zu den unterschiedlichsten Verschleiß- und Alterserscheinungen, die durch sportliche Betätigung in vielen Fällen verlangsamt werden können. Oft sieht man „stramme 60er", die körperlich leistungsfähiger sind als Personen mit 40 – nicht von ungefähr gibt es die Aussage: „20 Jahre lang 40 bleiben."

Aus diesen Gründen kann es in der Wassergymnastik keine klare Altersdifferenzierung geben – die Wassergymnastik ist altersübergreifend. Ein Miteinander von jung und alt macht Spaß, fördert die Kommunikation, bringt Selbstvertrauen.

Daraus ergibt sich aber dennoch für den Kursleiter und Animateur, daß auf die unterschiedlichen Voraussetzungen der Gruppe Rücksicht zu nehmen ist. Da im fortgeschrittenen Alter biologische Alterungsvorgänge und krankheitsbedingte Auswirkungen ineinander übergehen, ist es schwierig, die Leistungsfähigkeit und Belastbarkeit jedes einzelnen abzuschätzen. Es ist wichtig und unerläßlich, den Teilnehmern Eigenverantwortung zu überlassen, sie durch Information aufzuklären und ihnen einfache Meßinstrumente wie die Pulsmessung an die Hand zu geben. Eine Selbstüberwachung und Eigenkorrektur ist so für jeden möglich.

Wird eine Übung angeboten, kann der Teilnehmer durch Veränderung der Geschwindigkeit, des Widerstandes und der Übungswiederholung eine für ihn angemessene Belastung wählen.

„Spritzübungen" gehören übrigens in jede Wassergymnastik – sie zählen zu den motivierendsten Übungen überhaupt. Gewöhnlich läßt sich bei Erwachsenen und Senioren eine Scheu gegenüber dem „Spritzen" feststellen. Gemeinschaftliches Spritzen läßt sie manchmal die Scheu vergessen oder überwinden.

Die Wassergymnastik-Gesundheitsregeln

Zum Abschluß des Kapitels werden einige Regeln aufgezeigt, die der Übende immer vor Augen haben sollte:

1. Mäßig – aber regelmäßig ist eine der wichtigsten Regeln im Gesundheitstraining. Neben der Wassergymnastik sollte zumindest noch einmal, evtl. sogar ein zweites Mal in der Woche ca. 20 Minuten mit mittlerer Intensität geschwommen, radgefahren oder gejoggt werden. Selbstverständlich eignet sich auch eine Wiederholung der Wassergymnastik oder eine Gymnastik an Land. Ein häufiges Bewegungstraining in kleinen Portionen ist effektiver als ein einmaliger „Gewaltakt".
2. Nach längerer Pause sollte langsam begonnen werden. Die Belastung ist behutsam zu steigern. Dabei immer den Puls im Auge behalten.
3. Wassergymnastik soll Spaß machen, sie darf nicht zum Zwang werden.
4. Der Auftrieb des Wassers sollte so gut es geht genutzt werden, vor allem beim Schwimmen – laß dich vom Wasser tragen.
5. Atme immer regelmäßig. Gleichmäßiges Atmen ist bei allen Kräftigungs- und Dehnungsübungen besonders wichtig.
6. Löse regelmäßig die Spannung deiner Muskeln – lockere dich!

Zusammenfassung

1. Die WAGUS-Welle im Wasser:

- 8 Minuten spielerische Laufformen,
  7 Minuten Mobilisation, Stretching,
- 8 Minuten Mobilisation, Kräftigung, Bewegungsformen,
- 7 Minuten Entspannung, Spiele im Wasser.

2. Nach einer längeren Pause immer vergewissern, ob man gesundheitlich noch in der Lage ist, an einer Wassergymnastik teilzunehmen.

3. Immer auf den richtigen Puls achten!
Die richtige Belastungsformel: „170 minus Lebensalter".

Grenzpulswert: „190 minus Lebensalter".

4. Beim Üben ist immer darauf zu achten, daß Preßatmung vermieden wird.

5. Vor allem für Senioren hat die Wassergymnastik eine besondere Bedeutung. „20 Jahre lang 40 bleiben" heißt die Devise.

Der kleine Test

1. Welches sind Inhalte der Wassergymnastik?

2. Worauf ist vor Aufnahme eines Bewegungsprogrammes (Wassergymnastik) zu achten?

3. Welche Pulszahlen müssen wir im Kopf haben?

4. Wie messe ich den Puls?

5. Was bewirkt Preßatmung?

6. Nenne einige Wassergymnastik-Grundregeln!

IV.
Die Wirkung auf den Organismus

Herz und Kreislauf
Atmung
Stütz- und Bewegungsapparat
Zusammenfassung

Herz und Kreislauf

Jeder Muskel oder besser jede Muskelzelle benötigt Energie zur Existenz und zur Ausführung ihrer Funktion. Diese Energie erhält sie in Form von Nährstoffen (meist als Zucker oder Fettsäuren) ebenso über das Blut wie den Sauerstoff, der bei dem Prozeß der Energieproduktion verbraucht wird. Der sogenannte Blutkreislauf als inneres Transportsystem des Körpers sorgt dafür, daß ständig frisches, mit Nährstoffen und Sauerstoff angereichertes Blut die Muskelzellen beliefert und verbrauchte Substanzen mitnimmt. Die Bahnen, durch die das Blut im Körper zirkuliert, heißen Blutgefäße.

Das Herz als Motor des Kreislaufs arbeitet quasi als Doppelpumpe. Die linke Herzhälfte pumpt das von der Lunge kommende sauerstoffbeladene Blut durch die Aorta (Körperschlagader) in den großen Blutkreislauf (Körperkreislauf), der die Organe versorgt. Dort findet der Stoff- und Flüssigkeitsaustausch zwischen Blut und Gewebe (z. B. der Muskelzelle) statt. Die rechte Herzhälfte erhält von der Peripherie durch die Hohlvene mit Kohlendioxid und Stoffwechselschlacken angereichertes „verbrauchtes Blut" und befördert es durch die Lungenschlagader in den kleinen Kreislauf (Lungenkreislauf). Nach einem Gasaustausch in der Lunge fließt das jetzt mit Sauerstoff angereicherte Blut zurück zur linken Herzhälfte.

Es existieren also zwei Kreisläufe, die nebeneinander ablaufen, wie folgende Skizze zeigt.

Die Schlagzahl des Herzens pro Minute wird auch Herzfrequenz genannt. Sie liegt beim Erwachsenen in Ruhe etwa bei 60–80 Schlägen pro Minute.

Bei näherer Betrachtung des Zeitraums zwischen zwei Herzschlägen stellt man fest, daß der Herzrhythmus eigentlich aus zwei Phasen besteht. Auf die Systole (Auswurfphase), in der das Blut durch Kontraktion herausgedrückt wird, folgt die Diastole (Füllphase), in der kein Blutauswurf erfolgt. Um eine kontinuierliche Blutzirkulation zu gewährleisten, wirken die großen Arterien (Aorta und Lungenarterie) wie „Windkessel". Damit ist folgendes gemeint: Bei der Systole werden sie gedehnt, bei der Diastole ziehen sie sich zusammen. So fällt der Blutdruck von etwa 120 mm Hg Quecksilbersäule während der Systole auf nur ca. 80 mm Hg in der Diastole ab. Damit die Arterien diese Windkesselfunktion ausüben können, müssen sie elastisch sein.

Wichtig ist im Hinblick auf das Alltagsverhalten die Erwähnung des „venösen Rückstroms". Hiermit meint man den Rückstrom des Blutes aus der Peripherie, z. B. den Beinen zum Herzen. Die Pumpe, welche diesen Rückstrom bewältigt, ist die kontrahierende, arbeitende Muskulatur. Deshalb nennt man sie auch „Muskelpumpe". Bei langem Stehen kommt es aufgrund der Schwerkraft zu einer Verlagerung des Blutvolumens in die unteren Extremitäten. Dieses Blut steht, falls die Muskelpumpe nicht aktiviert ist, dem Blutkreislauf nicht mehr in ausreichendem Maße zur Verfügung. Bei herz-kreislaufschwachen Personen ist dadurch eine Kollapsgefahr gegeben.

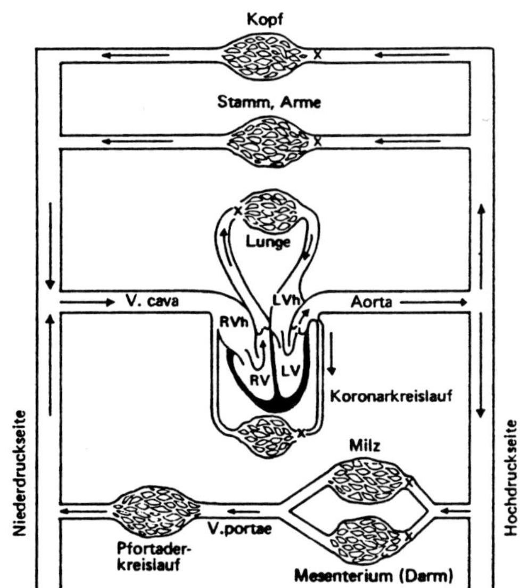

Aus: H. de Marees, Sportphysiologie.

Kreislaufschema (nach Green).

Wodurch wird das Herz zum Schlagen angeregt?

Das Herz kann auch außerhalb des Organismus weiterschlagen, da die Erregung innerhalb des Herzens selbst stattfindet. Es wird auch von der „Automatie des Herzens" gesprochen. Die Regulation oder Steuerung der Herztätigkeit wird aber vom vegetativen (autonomen) Nervensystem übernommen. Der Sympathikus, als ein Funktionskreis des vegetativen Nervensystems, fördert die Herztätigkeit, der Parasymphatikus (auch Vagus) als zweiter Funktionskreis dagegen hemmt das Herz. Er fördert die Erholung.

Welche positiven Auswirkungen hat eine regelmäßige Wassergymnastik auf das Herz-Kreislauf-System?

– Es kommt zu einer Abnahme der Herzfrequenz. Das bedeutet eine Ökonomisierung der Herztätigkeit. Bei der untersten, das Herz-Kreislauf-System noch trainierenden Belastungsgrenze (im Wasser 140 – Lebensalter) reagiert das Herz mit einer vegetativen Anpassung, die mit einer Umstellung des autonomen Nervensystems zu mehr vagotonischer Beeinflussung einhergeht. Die entsprechende Hemmung des Sympathikus bewirkt jedoch nicht nur eine Verringerung der Herzfrequenz, sondern drosselt auch den Sauerstoffverbrauch im Herzmuskel. Liegt die Belastung über der unteren Belastungsgrenze, reagiert das Herz darauf mit einer minimalen Größenzunahme. Eine Vergrößerung des Schlagvolumens (d. h. die Menge Blut, die bei einem Auswurf aus dem Herzen befördert wird) ist die Folge. Der Vorteil liegt in einer Verringerung der Herzfrequenz bei Ruhe und bei Belastung, da das benötigte Blutvolumen (Herzminutenvolumen = Schlagvolumen x Herzfrequenz) durch eine Schlagvolumenvergrößerung und nicht durch eine Herzfrequenzsteigerung gefördert wird.

– Die Kapillarisierung innerhalb der Skelett- und Herzmuskulatur wird verbessert. Das bedeutet, daß kleinste Blutgefäße sich öffnen oder deren Querschnitt vergrößert wird. Als Folge davon wird die entsprechende Muskulatur besser mit Nährstoffen und Sauerstoff versorgt. Die daraus resultierende vergrößerte Sauerstoffdifferenz zwischen sauerstoffreichem und -armem Blut bewirkt eine „Sauerstoffdusche" in der Lunge. Es kann mehr Sauerstoff aufgenommen werden, welcher dann der arbeitenden Muskulatur wieder zur Verfügung steht.

– Der Blutdruck wird stabilisiert, und die Blutgefäße bleiben elastisch. Ein erhöhter Blutumlauf bei Belastung geht in erster Linie mit einer Erhöhung des Schlagvolumens und weniger mit einer Blutdrucksteigerung einher. Der Sympathikus bewirkt bei Belastung im Bereich der Gefäße eine Gefäßverengung. Eine Gefäßverengung, durch die es zu einer Abnahme der Durchblutung kommt, hat eine Blutdrucksteigerung zur Folge. Durch die Hemmung des Sympathikus wird dies vermieden. Dadurch kommt es zur Entlastung der Arterien, bei denen eine Erhöhung des Blutdruckes auf Dauer degenerative Gefäßerkrankungen hervorrufen kann.

Atmung

Zwischen den kleinsten Blutgefäßen und den Lungenbläschen (kleinste Verästelungen innerhalb der Lunge) findet der notwendige Gasaustausch statt. Für den Gasaustausch zwischen Lungenbläschen und Außenluft ist ein Pumpsystem verantwortlich, welches sich im wesentlichen aus den Bereichen Lunge, Brustkorb und Atemmuskulatur zusammensetzt. Die rhythmische Veränderung des Brustraums (Vergrößerung durch Inspiration = Einatmung, Verkleinerung durch Exspiration = Ausatmung) bewirkt ein Druckgefälle, welches frische, sauerstoffreiche Luft in die Lunge hinein-, verbrauchte mit Kohlendioxid angereicherte Luft aus den Lungen herauspumpt.

Ein abwechselndes Anspannen und Entspannen der im Innern des Rumpfes gelegenen Atemmuskulatur (äußere Zwischenrippenmuskulatur und Zwerchfell) vergrößert und verkleinert im Wechsel den Brustkorb. Da die Lunge in den Brustkorb eingespannt ist, muß sie dessen Bewegung begleiten. Die Kontraktion der Atemmuskulatur (Vergrößerung des Brustraumes) geschieht aktiv, die Brustkorbverkleinerung weitgehend passiv durch Entspannen des bei der Einatmung gedehnten Lungengewebes.

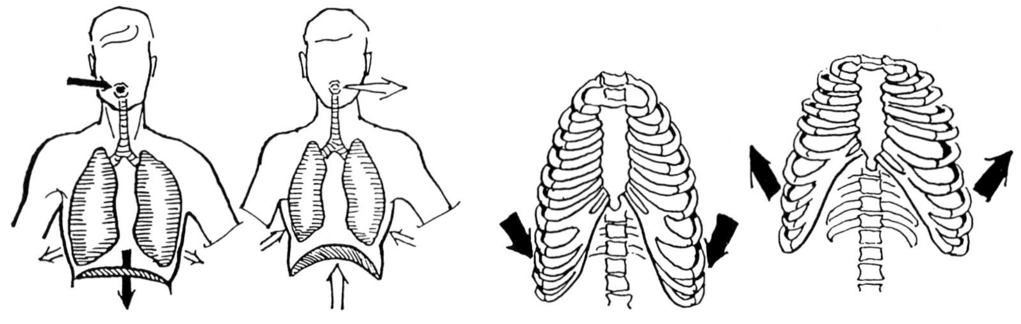

Durch regelmäßige Wassergymnastik kommt es generell zu einer Verbesserung der Atmungsökonomie. Die maximale Atemtiefe (Vitalkapazität), d. h. die Luftmenge bei maximaler Einatmung, verbessert sich ebenso wie der Atemgrenzwert, der die Luftmenge beschreibt, die willkürlich maximal pro Minute eingeatmet werden kann. Der letztere Wert ist ein Maß für die Atmungsreserven des Menschen.

Die Atemmuskulatur wird durch entsprechende Aktivität gekräftigt. Das Verhältnis aus pro Minute eingeatmeter Luft (Atemminutenvolumen) und Sauerstoffverbrauch verbessert sich, d. h. die Ausschöpfung des eingeatmeten Sauerstoffs wird größer.

Stütz- und Bewegungsapparat

Der Stütz- und Bewegungsapparat wird unterteilt in den passiven und aktiven Teil.

Der *passive Bewegungsapparat* besteht aus Knochen, die meist über Gelenke miteinander verbunden sind und von den umgebenden Bändern stabilisiert werden. Die Aufgabe des passiven Teils liegt neben der Stützfunktion durch das Knochengerüst in einer Schutzfunktion innerer Organe und der Ermöglichung von Bewegung durch die Gelenke.

Die Muskulatur stellt den *aktiven Bewegungsapparat* dar. Sie macht etwa ⅓ bis ½ der menschlichen Körpermasse aus. Halte- und Bewegungsfunktion kennzeichnen die Aufgabe des aktiven Teils.

Aufbau und Funktion der Wirbelsäule

Die Wirbelsäule als Achsenorgan stabilisiert einerseits die aufrechte Haltung des Menschen, andererseits hat sie die nötigen Bewegungen zuzulassen. Die Bandscheibe als

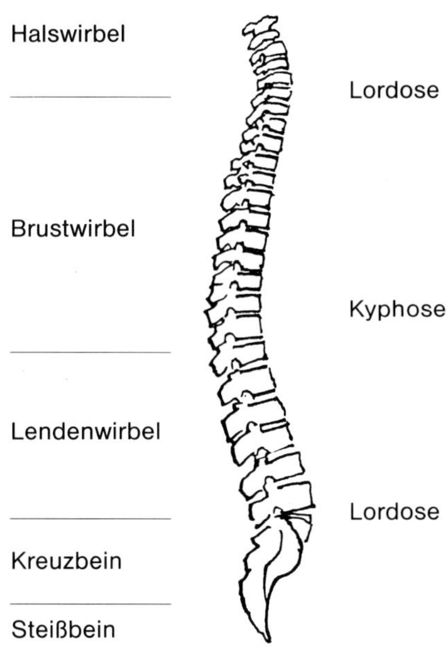

Seitenansicht der Wirbelsäule

Pufferorgan zwischen den Wirbelkörpern und die das Rückenmark umschließenden Wirbelbögen mit den angrenzenden Wirbelgelenken bilden ein Bewegungssegment. Erst das ideale Zusammenspiel aller Bewegungssegmente gewährleistet eine freie und harmonische Wirbelsäulenentfaltbarkeit.

Die größte Beweglichkeit geht von der Hals- und Lendenwirbelsäule aus. Die Brustwirbelsäule ist durch die Halterung des knöchernen Brustkorbes deutlich mehr fixiert.

Im einzelnen besteht die Wirbelsäule aus 24 beweglichen Segmenten (7 Halswirbel, 12 Brustwirbel, 5 Lendenwirbel) sowie aus Kreuz- und Steißbein (9 Wirbel). Um eine entsprechende Dämpfung von Stößen und Erschütterungen zu gewährleisten, ist die Wirbelsäule nicht wie ein gerader Stab aufgebaut, sondern in einer Doppel-S-Form. Die Krümmungen in den jeweiligen Wirbelsäulenabschnitten heißen je nach der jeweiligen Richtung entweder Lordose (Lenden- und Halswirbelsäule) oder Kyphose (Brustwirbelsäule).

Altersbedingte Verschleißerscheinungen führen schon frühzeitig zu einer allgemeinen Qualitätsminderung des Achsenorgans. Die Qualitätsminderung des Bandscheibengewebes mit Verlust der Pufferfunktion wird als Bandscheibenschaden bezeichnet. Die damit einhergehende mechanische Überlastung der kleinen Wirbelgelenke führt zu deren vorzeitigem Verschleiß und zu Kreuzschmerzen.

Hauptursache für die Verschleißprozesse sind einseitige Wirbelsäulenbelastungen,

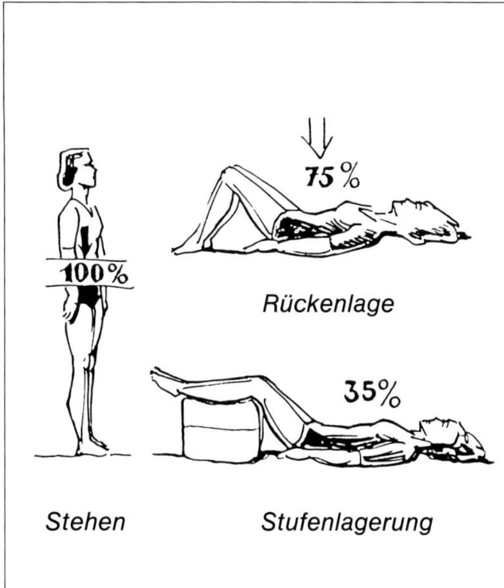

langes Sitzen und Stehen, Zwangshaltungen oder vornübergeneigte Arbeitstätigkeit sowie das Heben und Tragen von schweren Lasten.

Der hierbei am meisten betroffene Abschnitt des Achsenorgans ist die untere Lendenwirbelsäule. Obwohl sie anatomisch am kräftigsten ausgebildet ist, unterliegt sie den stärksten Belastungen und damit vermehrt degenerativen Abnutzungserscheinungen. Eine korrekte Haltung kann in großem Maße die Belastung der Wirbelsäule herabsetzen. Bandscheiben, Wirbelgelenke, Bänder und Muskeln entlasten und erholen sich am besten in der horizontalen Ruhelagerung.

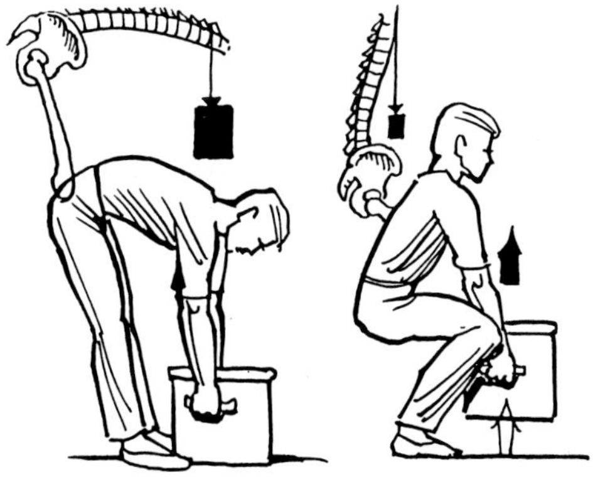

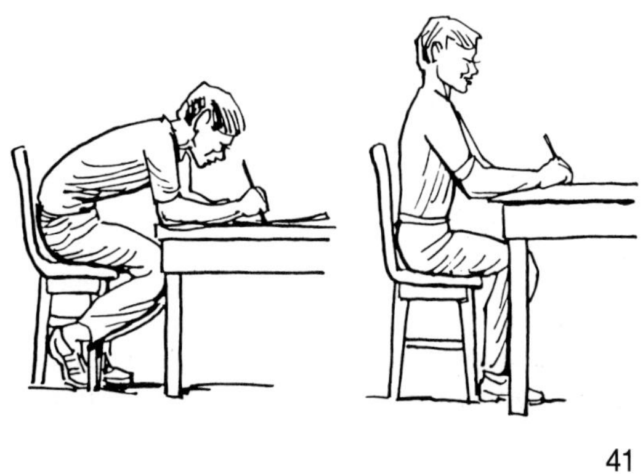

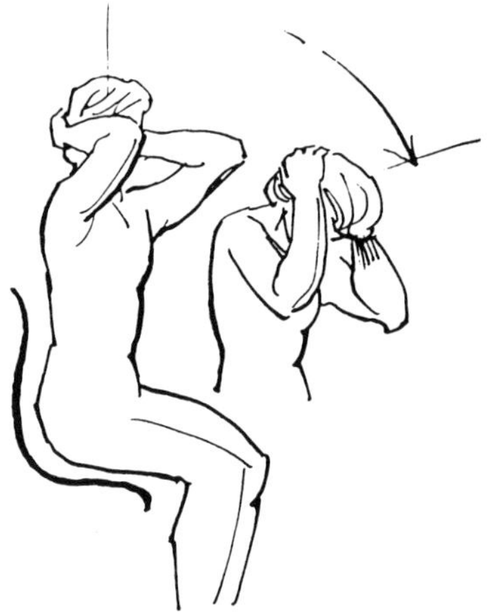

Hierbei führt die vermehrte Flüssigkeitsaufnahme zu einem erhöhten Bandscheibenturgor (Flüssigkeitsdruck in den Bandscheiben) und damit zu einer verbesserten Pufferfunktion. Insofern ist ein ausgewogener Wechsel zwischen Belastung und Entlastungslagerung eine wesentliche Voraussetzung für die Gesunderhaltung der Wirbelsäule, wobei darauf geachtet werden sollte, daß die richtige Ruhelagerung mit einer Streckentlastung der Wirbelsäule einhergeht.

Jede Körperhaltung, die von der physiologischen Stellung der Wirbelsäule abweicht, belastet vermehrt Bandscheiben, Bänder, Wirbelgelenke und Muskulatur, insbesondere bei ruckartigen Bewegungen und bei gleichzeitigem Heben von Lasten. In diesen Fällen reicht der Stabilisierungseffekt der Muskulatur nicht mehr aus. Es kommt zwangsläufig zu Rückenschmerzen.

Auch Wirbelsäulenfehlhaltungen wie Skoliosen, Rundrücken und hohlrunder Rücken führen zu Überlastung der Rückenmuskulatur und damit zu Rückenschmerzen. Gerade in diesen Fällen sind die Muskelkräftigung und das Rückentraining besonders wichtig, weil damit gleichzeitig die Fehlhaltungen korrigiert werden können. Mit einzubeziehen in ein aktives Trainingsprogramm sind insbesondere die Schulter-, Gesäß- und Bauchmuskulatur, da sie eine wesentliche Stabilisierungsfunktion besitzen.

Die ständigen Nacken- und Kopfschmerzen vieler Menschen in sitzenden Positionen beruhen ebenso meist auf einer statisch-muskulären Überlastung der Halswirbelsäule mit einhergehenden Verspannungen der Schulter-Nackenmuskulatur. Auch in den Fällen kann eine muskuläre Stabilisierung und Kräftigung Abhilfe schaffen.

Die Gelenke

Die meisten Knochen sind über Gelenke diskontinuierlich miteinander verbunden, d. h. zwischen den einzelnen Knochenenden existiert ein Gelenkspalt. Die einzelnen Knochenenden sind je nach Gelenkart verschieden geformt und zum Schutz vor Druck mit Knorpel umschlossen. Das Gelenk wird nach außen hin von einer Gelenkkapsel geschützt. Umgebende Bänder aus straffem Bindegewebe sorgen neben einem Zusammenhalt auch für die Führung der Knochen in eine bestimmte Richtung, welche durch die verschiedenen Gelenkformen ebenfalls vorgegeben wird. Es sind hier Bewegungen um eine (Scharniergelenk, z. B. Ellbogen), zwei (Sattelgelenk, z. B. Daumengrundgelenk) oder drei Achsen (Kugelgelenk, z. B. Hüfte oder Schulter) möglich.

Voraussetzung für jede Bewegung ist eine ungestörte Mechanik, d. h. eine Funktionstüchtigkeit des Gelenkes. Die sogenannte Gelenkbeweglichkeit hängt in erster Linie von der Form der Gelenkkörper ab. Doch auch die Gelenkkapsel, der Bandapparat und vor allem die umgebende Muskulatur können Ursache einer Bewegungseinschränkung sein.

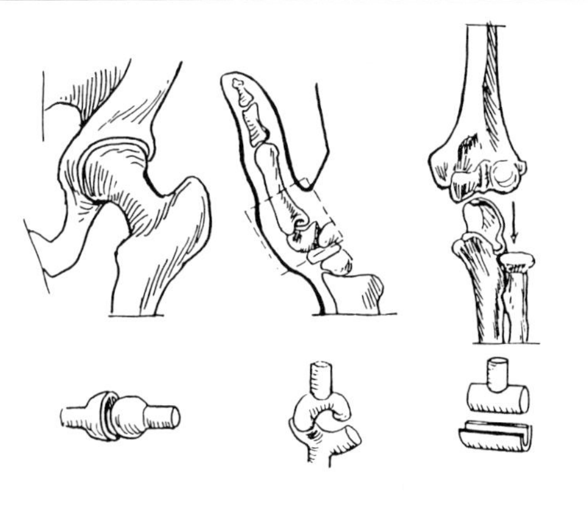

Kugelgelenk Sattelgelenk Scharniergelenk

Die Muskulatur

In unserem Körper unterscheidet man drei verschiedene Muskelarten.

Die glatte Muskulatur wird vom unwillkürlichen vegetativen Nervensystem gesteuert und befindet sich vorwiegend im Bereich der Eingeweide und der Blutgefäße. Die quergestreifte Herzmuskulatur sorgt für eine Blutzirkulation im Körper. Der quergestreiften Skelettmuskulatur als dritter Muskelart gehören etwa 300 verschiedene Muskeln an, die alle den aktiven Bewegungsapparat bilden. Neben der Fortbewegung gehört die Sicherung der aufrechten Haltung sowie die Stabilisierung der Gelenkstrukturen zu dessen vordringlichsten Aufgaben.

Bedingt durch ihre Nervenversorgung sowie ihre gesamte Entwicklungsgeschichte sind einige Muskeln mehr für Halte- oder Ausdauerarbeit, andere wiederum für schnellere Bewegungen geeignet. Manche Muskeln neigen durch ihre fasertypologische Zusammensetzung eher zur Verkürzung, andere wiederum eher zur Abschwächung, werden sie nicht entsprechend trainiert. Ursachen für das Zustandekommen daraus resultierender muskulärer Dysbalancen können Bewegungsmangel, Fehlhaltungen oder Überbeanspruchung sein. Die Wirkungen sind Verspannungen, Haltungsschwächen und -schäden oder degenerative Prozesse.

Zur Vorbeugung oder zur Behandlung von solchen muskulären Dysbalancen ist eine Dehnung der zur Verkürzung neigenden Muskulatur bzw. eine Kräftigung der zur Abschwächung neigenden Muskulatur notwendig.

Typische Muskeln, die eher zur Verkürzung tendieren, sind z.B. Schulterblattheber, Rückenstrecker im Hals- und Lendenbereich, Hüftbeuger, Kniegelenkbeuger, Adduktoren, Wadenmuskel usw. Eher mit einer Abschwächung reagieren z. B. Rückenstrecker im

Beispiele für überwiegend der Abschwächung bzw. der Verkürzung neigenden Muskulatur

Überwiegend der Abschwächung neigenden Muskulatur		Überwiegend zur Verkürzung neigenden Muskulatur	
Gesäßmuskulatur (M.glutaei) 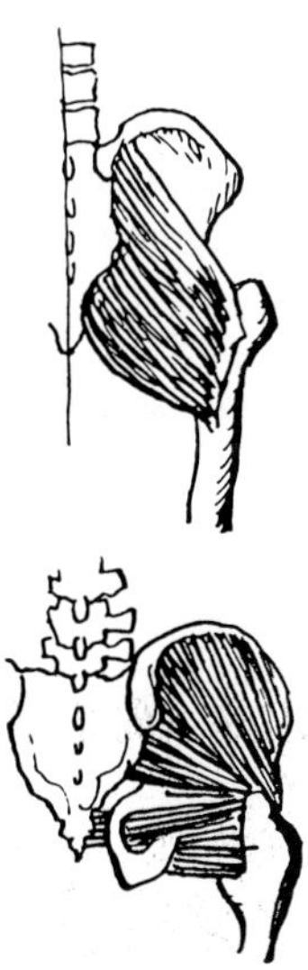	Bauchmuskulatur (M.abdominis) 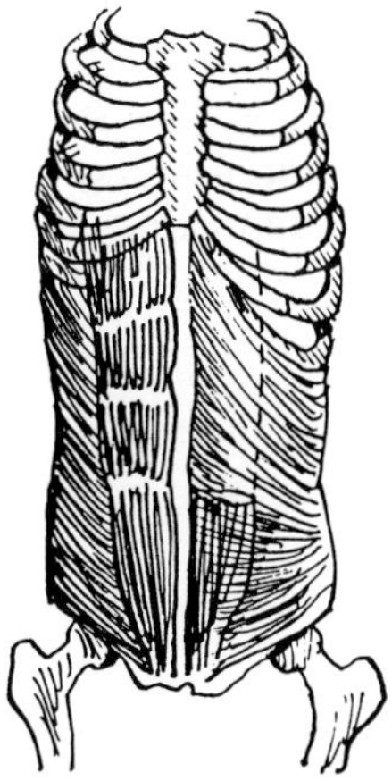	Vordere Hüftmuskulatur, Hüftbeuger (M.iliopsoas) 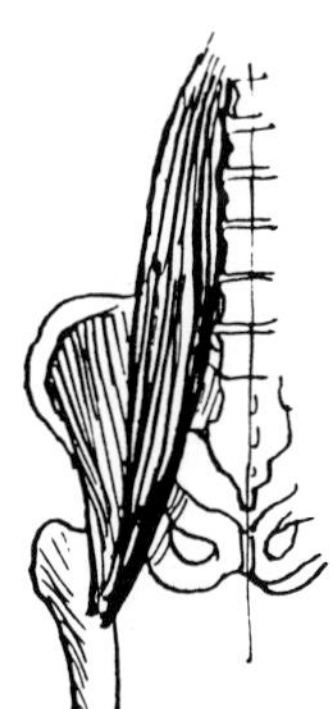	Rückenstrecker im Lendenwirbel- säulenbereich (M.erector spinae lumbalis) 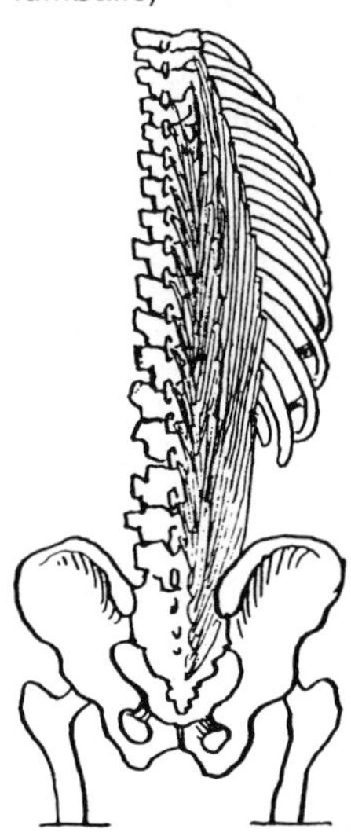

Brustbereich, Gesäßmuskulatur, Bauchmuskel, Schienbeinmuskel, Fußmuskel usw.

Die Muskelsteuerung erfolgt über das Rükkenmark sowie einzelne Hirnzentren. Die Haltearbeit der Muskulatur wird überwiegend unwillkürlich-unbewußt vom Hirnstamm (Stützmotorik) geregelt, die willkürlichen Bewegungen von der motorischen Hirnrinde (Willkürmotorik).

Stütz- und Willkürmotorik sind jedoch eng miteinander verknüpft, denn erst eine entsprechende Haltung schafft die Voraussetzung für eine Bewegung. Umgekehrt ändert eine Bewegung unwillkürlich auch die Haltung.

Welche positiven Auswirkungen hat die regelmäßige Wassergymnastik auf unseren Stütz- und Bewegungsapparat?

– Durch den Auftrieb des Wassers werden die Gelenke und die Wirbelsäule entlastet. Die Verminderung der einseitigen Druckbelastung führt zu einer besseren Versorgung der Bandscheiben, gelenkumschließende Knorpelsubstanzen werden zum Wachstum angeregt.

– Die Beweglichkeit einzelner Gelenke wird dadurch verbessert, daß Muskulatur dehnfähiger, Bänder und Sehnen elastischer werden. Durch Kräftigung gelenkumschließender Muskulatur wird die Stabilität des Gelenkes gleichzeitig verbessert.

– Die entspannte Rückenlage führt zu einer Streckung der Wirbelsäule, zur Druckminderung auf Bandscheiben und Wirbelgelenke und zur Entlastung der Haltemuskulatur.

– Die verkürzte Muskulatur wird gedehnt und entkrampft, abgeschwächte Muskulatur gekräftigt. Als Folge davon können die einzelnen Muskeln ihre Aufgaben besser erfüllen.

Des weiteren erreichen wir einen Ausgleich von Haltungsschwächen. Die Belastbarkeit des Stütz- und Bewegungsapparates wird heraufgesetzt.

Zusammenfassung

1. Es kommt zu einer Ökonomisierung der Herztätigkeit:

a) die Herzfrequenz sinkt,
b) das Schlagvolumen des Herzens wird größer,
c) die Blutgefäße bleiben elastisch,
d) der venöse Rückstrom wird verbessert,
e) der Blutdruck wird stabilisiert.

2. Es kommt zu einer Verbesserung der Atmungsökonomie:

a) die Vitalkapazität vergrößert sich,
b) die Atemmuskulatur wird gekräftigt,
c) das Gleichgewicht Sauerstoffaufnahme / Sauerstoffabgabe verbessert sich.

3. Gelenke und Wirbelsäule werden entlastet, die Wirbelsäule in Rückenlage gestreckt. Die Beweglichkeit der Gelenke wird verbessert, verkürzte Muskulatur entspannt und gedehnt, abgeschwächte Muskulatur gekräftigt.

Der kleine Test

Welche positiven Auswirkungen hat eine regelmäßig betriebene Wassergymnastik auf:

a) das Herz-Kreislauf-System,
b) die Atmung,
c) den Stütz- und Bewegungsapparat?

V. Gefahrenquellen im Wasser

Wann darf man nicht ins Wasser?
Was ist gerade beim Brustschwimmen zu beachten?
Auch Tauchen will gelernt sein
Was machen wir, wenn uns ein Krampf erwischt?
Zusammenfassung

Abgesehen von den üblichen Gefahrenquellen in Schwimmbädern wie hineinspringende Kinder, Rutsch- und Sturzgefahr usw. sollten die nachfolgend angeführten Gefahrenmomente allen Badenden bewußt sein.

Wann darf man nicht ins Wasser?

Bei folgenden vorhandenen *Krankheitsbildern* sollte man von einem Besuch der Wassergymnastik oder generell des Schwimmbades absehen:

- Bei allen akuten Infekten, Entzündungen und Erkältungen,
- bei Herzrhythmusstörungen und sehr hohem Blutdruck,
- bei offenen Wunden,
- bei Anfallserscheinungen und Psychosen,
- bei Unterleibsentzündungen.

In den genannten Fällen ist der Arzt unser Ansprechpartner. Er gibt das „O.K." für den Besuch des Bades.

Was ist gerade beim Brustschwimmen zu beachten?

Die gebräuchlichste Schwimmart ist nach wie vor das *Brustschwimmen.* Das ist nicht verwunderlich, da in den meisten Fällen mit dieser Schwimmart das Schwimmen überhaupt erst erlernt wird.

Delphinschwimmer sieht man sehr selten, bedingt durch die Schwierigkeit, welche die Koordination des Bewegungsablaufes „Delphinschwimmen" mit sich bringt. Das ist eigentlich gut so, da bei stilistisch weniger guten Schwimmern eine ständige Hyperlordosierung („Hohlkreuz-Haltung") im Lendenwirbelsäulenbereich erfolgt. Das Kraulschwimmen ist vor allem bei jüngeren Leuten sehr beliebt, jedoch bei älteren Freizeitschwimmern kaum zu sehen.

Das Rückenschwimmen erlebt durch das Problem der „Rückenschmerzen" einen wahren Boom. Zahlreich durchgeführte Kurse „Rückenschwimmen gegen Wirbelsäulenbeschwerden" bestätigen diese Feststellung. Doch erfordert das breitangelegte Rückenschwimmen in öffentlichen Bädern ein infrastrukturelles Umdenken der kommunalen Seite (z. B. durch das Zur-Verfügung-Stellen einer Bahn), da ein „blindes" Rückenschwimmen mit zahlreichen Remplern schnell die Motivation auf den Nullstand sinken läßt.

Das Brustschwimmen birgt neben einer erhöhten Beanspruchung der Kniegelenke noch eine andere Gefahrenquelle. Immer wieder ist zu sehen, daß der Kopf dabei extrem angehoben wird. Da die Muskulatur im hinteren Hals- und Nackenbereich ohnehin zur Verkürzung neigt, sollten Verspannungen im Schulter-Nacken-Hals-Bereich nicht noch durch ein verkrampftes Rückbeugen des Kopfes unterstützt werden. Es ist grundsätzlich beim Brustschwimmen zu empfehlen, den Kopf beim Ausatmen so weit zu senken, daß sich zumindest der Mund leicht unter der Wasseroberfläche befindet. Das Ausatmen erfolgt dabei ins Wasser.

Auch Tauchen will gelernt sein

Im Normalfall werden wir selten über längere Zeit tauchen. Trotzdem sieht man hin und wieder Schwimmer, die durch einen 25-m-Tauchtest ihre Puste überprüfen wollen.

Was ist zu beachten, wenn man taucht?

- Vor dem Tauchen nicht zu schnell mehrmals tief einatmen (hyperventilieren), ein- bis zweimal genügt. Bedingt durch physiologische Vorgänge in unserem Körper (Absenken des CO_2-Spiegels im Blut) kann es bei längerem Tauchen somit zur Bewußtlosigkeit kommen, da der Schwimmer durch den fehlenden Reiz auf das Atemzentrum nicht zum Auftauchen veranlaßt wird.
- Tauche immer mit offenen Augen!

– Tauchst du tiefer, gleiche den Druck aus. Halte die Nase zu und blase gegen die geschlossene Nase, als ob du in ein Taschentuch schnäubst.

– Tauche nicht bei Erkältung, da der Druckausgleich behindert wird.

– Tauche nicht bei Herz-Kreislauf-Schwäche.

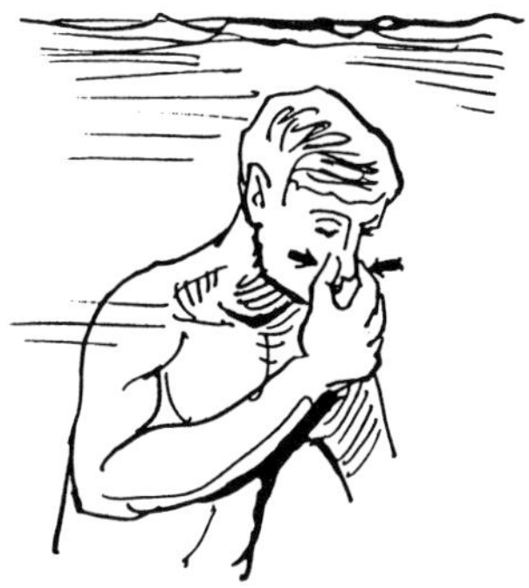

Was machen wir, wenn uns ein Krampf erwischt?

Bei Überlastungen der Muskulatur durch Überanstrengung oder längere ungewohnte Bewegung kommt es häufig zur Verkrampfung. Unterkühlung nach überlangem Aufenthalt kann ebenso Auslöser eines Krampfes sein. Um nicht bei unsicheren und ängstlichen Schwimmern Panik und Unsicherheit auszulösen, sollten immer gleich Gegenmaßnahmen ergriffen werden.

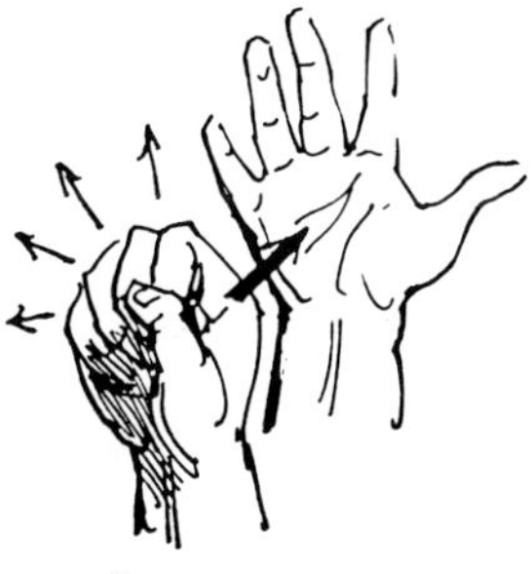

– Fingerkrampf

Merkmal: weitgespreizte Finger.

Maßnahme: Hand im Wechsel zur Faust ballen und strecken.

– Unterarmkrampf

Merkmal: Die Unterarmmuskulatur ist hart, verspannt und schmerzt.

Maßnahme: Muskulatur dehnen, indem die Handflächen aneinandergelegt und zum Körper hin gedreht werden. Arme strecken und lockern.

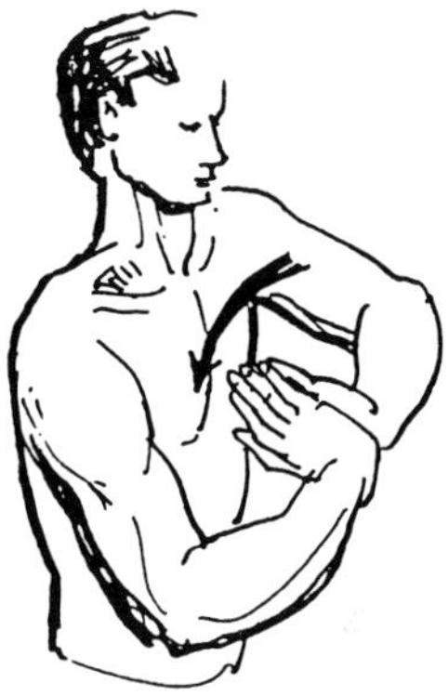

– Oberarmkrampf

Merkmal: Bizeps und Trizeps sind verkrampft.

Maßnahme: Arm strecken und das Handgelenk des verkrampften Armes mit der anderen Hand nach unten ziehen.

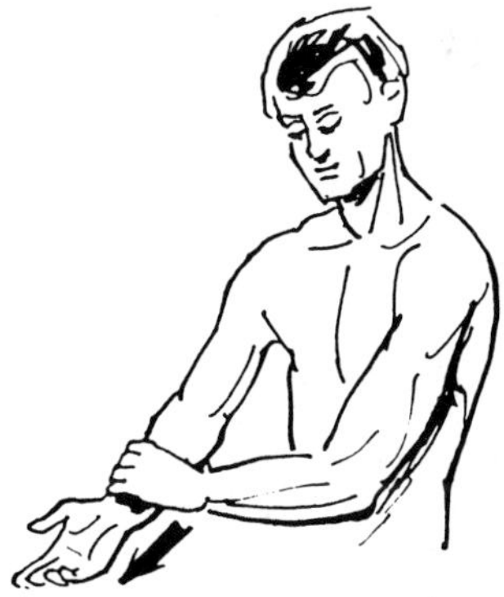

– Oberschenkelkrampf

Merkmal: Oberschenkelmuskulatur (Beuger und Strecker) sind hart und gespannt.

Maßnahme: Bei verkrampftem Streckmuskel Oberseite dehnen, indem die Ferse an das Gesäß gedrückt wird. Danach Bein wieder strecken. Bei verkrampften Beugemuskeln die Zehen des gestreckten Beines Richtung Körper ziehen.

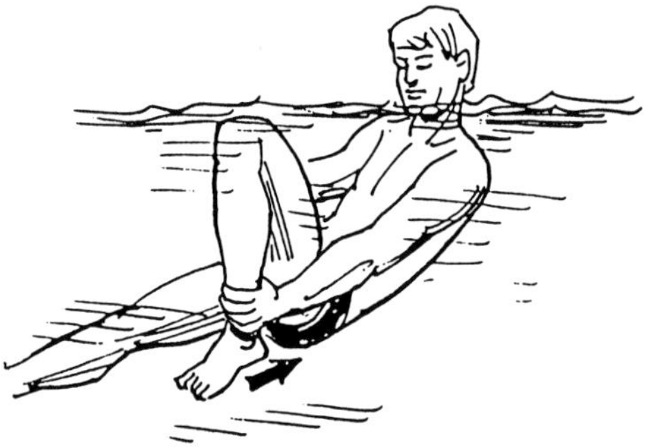

– Waden-, Fuß- und Zehenkrampf

Merkmal: Die Wadenmuskeln sind hart, die Zehen nach oben oder unten gestreckt.

Maßnahme: Zehen bei gestrecktem Bein zum Körper ziehen bzw. nach unten drücken.

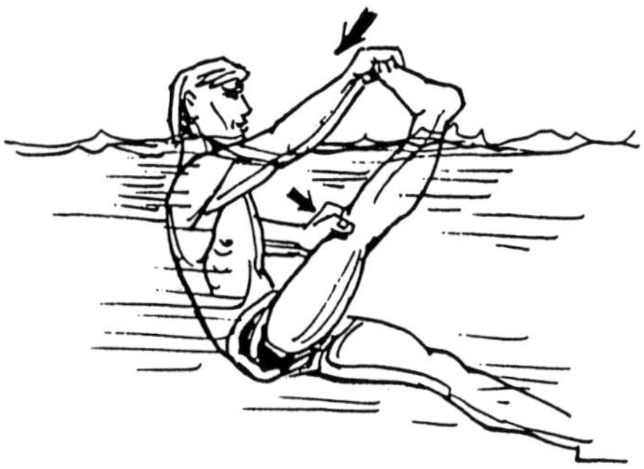

– Magenkrampf

Merkmal: Schmerzhafte Verkrampfung der Magenmuskulatur, evtl. mit Brechreiz.

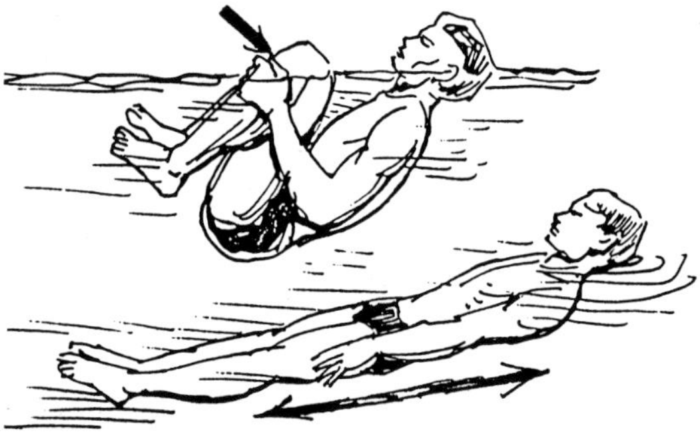

Maßnahme: In der Rückenlage die Knie mit den Händen umfassen und heranziehen, danach wieder strecken.

– Stimmritzenkrampf

Merkmal: Durch Eindringen von Wasser in die Atemwege kann es zu einem Atemstillstand kommen.

Maßnahme: Mit Zeigefinger und Daumen den Kehlkopf von oben nach unten massieren und dabei kräftig husten.

Zusammenfassung

1. Um sich beim Tauchen vor Bewußtlosigkeit zu schützen, sollte man nur ein- bis zweimal tief durchatmen. Taucht man etwas tiefer, ist ein entsprechender Druckausgleich sehr wichtig.

2. Bist du krank, frage erst den Arzt, ob du ins Schwimmbad darfst.

3. Häufig kommt es im Wasser zu Verkrampfungen verschiedener Muskelpartien. Durch entsprechende Maßnahmen müssen sie gelockert werden.

Der kleine Test

1. Was ist beim Brustschwimmen zu beachten?

2. Was ist Hyperventilation?

3. Was macht man bei einem Wadenkrampf?

VI. Ohne Organisation geht es nicht! Tips für den Einstieg

Welche Wassertemperatur ist geeignet?
Die Wassertiefe
Wo kann man überall eine Wassergymnastik anbieten?
Werbung
Der Kursleiter „Wassergymnastik“
Standort des Kursleiters – Aufstellungsformen
Die Häufigkeit von Wassergymnastikangeboten
Wie viele können mitmachen?
Duschen, nicht nur zur Hygiene
Ist es zweckmäßig, Handgeräte zur Wassergymnastik einzusetzen?
Vorsicht bei elektrischen Musikgeräten am Beckenrand!
Zusammenfassung

Welche Wassertemperatur ist geeignet?

Am besten eignen sich für die Wassergymnastik Wassertemperaturen zwischen 25° C und 30° C. Temperaturen unter 25° C führen zu einer starken Auskühlung, welche nur durch eine vermehrte körperliche Aktivität mit entsprechender Wärmeproduktion auszugleichen ist.

Temperaturen unter 20° C sind in jedem Fall zu vermeiden, da selbst der Ausgleichmechanismus durch erhöhte Wärmeproduktion die Auskühlung nicht verhindert.

Bei kreislaufschwachen Personen kommt es bei Temperaturen unter 25° C und über 30° C allein schon zur erhöhten Herz-Kreislauf-Belastung. Darauf ist bei intensiven Übungsformen Rücksicht zu nehmen.

In Kurbädern sind nicht selten Wassertemperaturen über 32° C zu finden. Temperaturen in diesem Bereich haben eine besonders entspannende Wirkung auf die Muskulatur. Vor allem Dehnübungen, aber auch Kräftigungsübungen mit langsamer Bewegungsausführung sind hier vorteilhaft, da kein Frieren schnelle Bewegungsformen erforderlich machen.

Will man gezielt funktionelle Gymnastik anbieten, bieten diese Einrichtungen hervorragende Möglichkeiten.

Die Wassertiefe

Für die Wassergymnastik sollte die Eigenschaft des Wassers voll ausgenutzt werden. Auf der einen Seite sollte der Auftrieb den Körper entlasten, ihn jedoch nicht soweit in der Standfestigkeit beeinträchtigen, daß keine Lauf- und Hüpfformen mehr möglich sind. Der Wasserwiderstand sollte vorhanden sein, jedoch nur so stark, daß er auch noch überwunden werden kann.

Besonders eignet sich eine Wassertiefe in Bauch- bis Brusthöhe, d. h. bei einem Erwachsenen etwa 110–130 cm.

Bei Übungen für den Schultergürtel kann durch eine Stellung in der Hocke oder der Schrittstellung der volle Wasserwiderstand ausgenutzt werden.

Was machen, wenn das Wasser tiefer ist als Brusthöhe?

Da die Standfestigkeit eingeschränkt ist, sind schnelle Laufformen ungeeignet. Hier würden sich unter Umständen Hüpfbewegungen anbieten. Ist das Wasser besonders warm, d. h. über 32° C, spielt dieser Punkt ohnehin keine Rolle, da umfangreichere Herz-Kreislauf-Belastungen aufgrund erhöhter Wärmeproduktion zu vermeiden sind. Hier bieten sich wieder schon erwähnte Dehn- und Kräftigungsübungen an.

Schwieriger wird die Sache bei kälterer Wassertemperatur. Hilft kein Hüpfen, Strampeln in Bauch- und Rückenlage oder keine kurzzeitigen Schwimmbewegungen, schafft nur noch ein Gang unter die heiße Dusche Abhilfe. In diesem Fall verkürzen wir die Wassergymnastik.

Wo kann man überall eine Wassergymnastik anbieten?

Das kann sowohl eines der üblichen kommunalen Bäder wie auch ein Freizeitbad oder eine Kurklinik sein. Hervorragend eignen sich auch Sporthotels, in denen eine vorhandene Infrastruktur den Aufbau einer Wassergymnastik ermöglicht.

Da die kommunalen Sportverwaltungen in den letzten Jahren verstärkt dazu übergegangen sind, den Service durch attraktive Freizeit- und Animationsangebote zu verbessern, hilft oft schon ein Gespräch mit den maßgebenden Personen (Badleiter, Verwaltung), um eine Wassergymnastik durchführen zu dürfen.

Es soll auch noch kurz auf den Ort des eigentlichen Geschehens eingegangen werden – das Schwimmbecken. Normalerweise kann sich keiner das Becken nach Belieben aussuchen. Große Schwimmer-Nichtschwimmerbecken bieten den Vorteil, daß sich der Teilnehmer seine individuelle Wassertiefe aussuchen kann. Kleinere Becken mit evtl. eingebautem Hubboden lassen durch ihre Kompaktheit eine bessere Gruppenatmosphäre zu.

Das Vorhandensein einer großen Treppe, von Haltestangen, einem Trennseil usw. geben zusätzliche Möglichkeiten in der Übungsauswahl und Stundenzusammenstellung. Übungsbeispiele sind im Praxiskapitel hinreichend aufgeführt.

Werbung

Schon im Vorfeld sollte man sich darüber Gedanken machen, auf welche Art und Weise die künftigen Wassergymnastik-Teilnehmer angesprochen werden sollen.

Hinweise in der Presse, in Vereinszeitungen, Aushang von Plakaten und Ausschreibungen in Faltbroschüren sind in der Regel ohne größeren Aufwand zu bewerkstelligen. Hier ist es ratsam, sich an die entsprechenden Presseleute im Verein oder an das Sportamt zu wenden.

Unerläßlich ist bei öffentlichen Angeboten die „Mikrofondurchsage" etwa 10–15 Minuten vor der Wassergymnastik. Durch sie werden an Ort und Stelle Gäste animiert und mobilisiert.

Der Kursleiter „Wassergymnastik"

Grundvoraussetzung für einen Kursleiter im Bereich der Prävention, insbesondere der Wassergymnastik, sind neben entsprechenden Kenntnissen in der Sportbiologie, Sportpsychologie, Trainingslehre, Pädagogik und Methodik eine gewisse Praxiserfahrung (u. a. Kennen vielfältigen Übungsgutes) und das „gewisse Etwas" im Auftreten vor der Gruppe.

Sportlehrer, Übungsleiter und Krankengymnasten, aber auch Schwimmeister haben aufgrund ihrer Ausbildung die Voraussetzung, nach einer entsprechenden Aufarbeitung des Wissensstoffes, als Wassergymnastik-Kursleiter tätig zu werden.

Zu empfehlen sind in jedem Fall Fortbildungs- und Ausbildungsmaßnahmen, die von verschiedenen Institutionen, z. B. den Sportinstituten hiesiger Universitäten, WAGUS, dem Verein Deutscher Badefachmänner, den Sportverbänden usw. angeboten werden.

Eine weitere Möglichkeit zur Wissensaneignung bietet auch das vorliegende Buch. Da es sich bei der Wassergymnastik aber um ein Bewegungsprogramm mit Teilnehmern han-

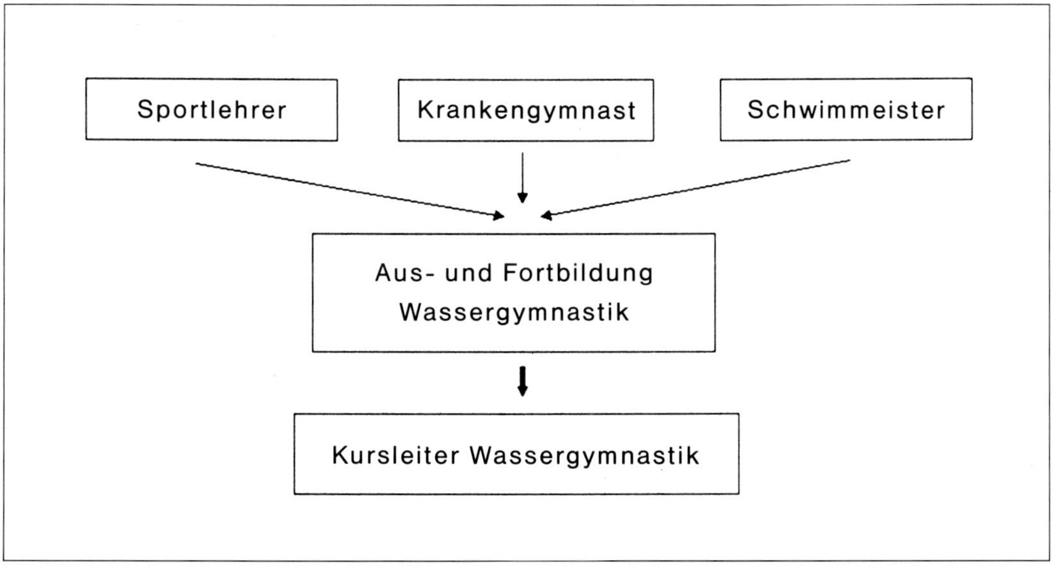

delt, ist dem „ungeübten Kursleiter“ der Besuch einer Praxisfortbildung anzuraten.

Wichtig ist in jedem Fall anzumerken, daß sich der Kursleiter oder Animateur in Besitz eines DLRG-Scheines befinden sollte, um bei auftretenden Unfällen Hilfe leisten zu können.

Welche Rolle spielt Animation bei der Wassergymnastik?

Der Begriff „Animation oder animieren“ ist in unserem Sprachverständnis teilweise noch mit einer negativen Komponente behaftet. Durch die vielen Clubangebote (Club Med, Club Robinson usw.) im Ausland und die verstärkten Freizeitangebote der Kommunen und der Vereine, z. B. Spielfeste, ist in diesem Bereich jedoch zunehmend ein Wandel festzustellen. Der Animateur ist heute mehr denn je gefragt, denn in erster Linie steht das Mitmachen, das Motivieren und das Begeistern im Vordergrund.

Ein guter Animateur versteht es, die Leute anzusprechen und einzuladen, sie zum Mitmachen zu gewinnen. Sind sie erst dabei, muß er die Teilnehmer motivieren und aktivieren, aber auch im entsprechenden Moment beruhigen (bei der Entspannung) können.

Nur Teilnehmer, die ein allgemeines Wohlbefinden bewußt erlebt haben, werden dem Kurs treu bleiben.

Standort des Kursleiters – Aufstellungsformen

Eine immer wieder auftauchende Frage beschäftigt sich mit dem Standort des Kursleiters sowie der Aufstellung der Teilnehmer. Beides hängt natürlich voneinander ab, wobei zuerst geklärt werden muß, ob der Kursleiter mit ins Wasser geht?

Bei einer großen Gruppe bleibt der Animateur grundsätzlich außerhalb des Wassers, um einen besseren Überblick zu behalten. Ist die Gruppe relativ klein (10 Teilnehmer), ist es durchaus einmal angebracht, daß der Kursleiter mit ins Wasser geht. Er kann besser helfen, korrigieren und für Spaß bei Spielen sorgen. Der Abstand zwischen Teilnehmern und Kursleiter verschwindet – er gehört mit zur Gruppe.

Welche Aufstellungsformen sollen die Teilnehmer einnehmen?

Das hängt wiederum von den ausgewählten Übungs- und Spielformen ab. Die wichtigsten Aufstellungsformen – auch Organisationsformen – sind nachfolgend kurz skizziert:

Übungen am Beckenrand:

- außerhalb des Beckens,
- mit dem Bauch zur Wand,
- mit dem Rücken zur Wand,
- an der Treppe,
- am Trennseil.

Der Abstand variiert von Schulter an Schulter bis hin zur Armlänge.

Übungen in freier Aufstellung.

Der Abstand variiert vom engen Durcheinanderlaufen bis zur Doppelarmlänge bei gymnastischen Übungen.

Übungen im Kreis, Reihe, Linie usw.

Einteilungs- und Aufstellungsformen

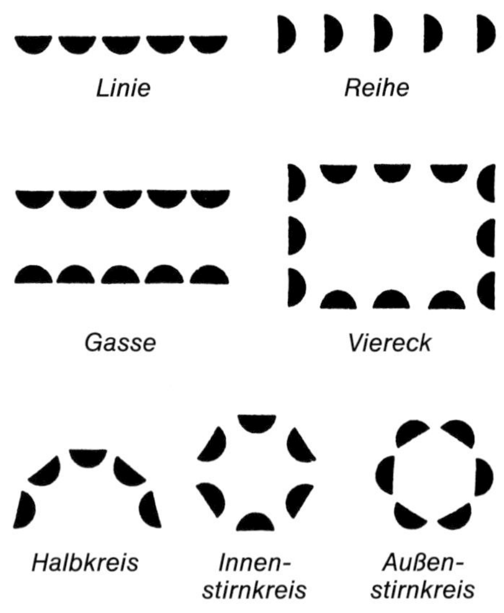

Die Häufigkeit von Wassergymnastikangeboten

Die Häufigkeit des Wassergymnastikangebotes richtet sich nach unterschiedlichen Gesichtspunkten und ist von vielen Faktoren abhängig.

In einem Freibad kann im Sommer innerhalb eines Tages durchaus drei- bis viermal eine Wassergymnastik in einem Abstand von ein bis zwei Stunden durchgeführt werden. Üblicherweise trifft man ein Wassergymnastikangebot in Hallenbädern etwa dreimal in der Woche an, in Ausnahmefällen jeden Tag. In Kur- oder Thermalbädern wird Wassergymnastik jeden Tag angeboten. Steht ein Kursleiter die ganze Zeit zur Verfügung, kann neben den angegebenen festen Zeiten bei Bedarf jederzeit ein Zusatzangebot durchgeführt werden.

Die Frage, ob allein durch Animationsangebote vermehrt Badegäste das Bad besuchen, läßt sich nicht eindeutig mit Ja beantworten. Die Erfahrungen zeigen jedoch, daß die Besucherzahlen damit gehalten oder sogar noch gesteigert werden konnten.

Dem „Spaß- und Freizeitbad" gehört zweifelsohne die Zukunft – also auch seinen Angeboten.

Die nachfolgenden „Animations-Wochenpläne" geben Beispiele, wie in etwa ein Animationsangebot in einem Freibad und einem Hallenbad strukturiert werden könnte.

Hinweis: Die Wassergymnastik immer so planen, daß auch die Badegäste zu ihrem Recht kommen, die „nur schwimmen" wollen.

Wie viele können mitmachen?

Innerhalb der Hochsaison muß man bei einer im Freibad angebotenen Wassergymnastik nicht selten mit bis zu 200 Teilnehmern rechnen, in Ausnahmefällen sogar mit mehr. Üblicherweise beschränkt sich die Teilnehmerzahl in öffentlichen Bädern auf ca. 20–70 Teilnehmer.

In reinen Präventionsangeboten, bei denen eine individuelle Betreuung des Kursleiters noch gewährleistet sein soll, ist eine Beschränkung auf etwa 15–20 Teilnehmer sinnvoll. Hierbei treten in der Regel auch jene motivierenden gruppendynamischen Prozesse auf, die zum Gelingen der „Stunde" unbedingt wichtig sind. Selbstverständlich hängt die Gruppenstärke auch von den organisatorischen Voraussetzungen ab. Ein kleines Becken limitiert die Teilnehmerzahl. Doch selbst auf engem Raum läßt sich durch geschickte Auswahl der Spiel- und Übungsformen ein effektives Bewegungsprogramm anbieten.

Animations-Wochenplan

Freibad							
	Mo	Di	Mi	Do	Fr	Sa	So
6.00							
7.00							
8.00							
9.00		WG	WG	WG	WG	WG	WG
10.00		WG	WG	WG	WG	WG	WG
11.00		SG	SG	SG	SG	SG	SG
12.00		WG	WG	WG	WG	WG	WG
13.00		FI	FI	FI	FI	FI	FI
14.00		MuK	WSG	MuK	WSG	MuK	WSG
15.00		SP	SP	SP	SP	SP	SP
16.00		gr.SP	gr.SP	gr.SP	gr.SP	FI	FI
17.00		FI	FI	FI	FI	gr.SP	gr.SP
18.00						FI	FI
19.00							
20.00							

Hallenbad							
	Mo	Di	Mi	Do	Fr	Sa	So
6.00			WG		WG		
7.00							
8.00							
9.00		RÜ	RÜ	RÜ	RÜ		
10.00		WG	WG	WG	WG		
11.00		SG		SG		WG	WG
12.00							
13.00							
14.00						SP	SP
15.00		SP		SP			
16.00							
17.00				WG			
18.00							
19.00		FI		FI	FI		
20.00			WG				

Abkürzungen: FI = Fitneßgymnastik, MuK = Mutter und Kind, RÜ = Rückenschwimmen, SG = Seniorengymnastik, SP = Spiele, gr.SP = große Spiele, WG = Wassergymnastik, WSG = Wirbelsäulengymnastik.

Eine Altersdifferenzierung ist nicht unbedingt notwendig, es sei denn, man will nur ganz spezielle Altersgruppen ansprechen, z. B. „Wassergymnastik für junggebliebene Senioren".

Duschen, nicht nur zur Hygiene

Häufig ist bei Personen eine gestörte Wärmeregulation des Körpers anzutreffen. Diese Störung bedingt eine erhöhte Anfälligkeit gegenüber Erkältungskrankheiten (Schnupfen, Husten, Grippe).

Durch die Möglichkeit eines schnellen Wechsels der Temperatur bietet das Duschen eine Art „Gefäßtraining". Wir bieten unserem Regelsystem somit die Reize, die es zur Erhaltung seiner Funktionstüchtigkeit braucht. Es kommt zu einer Gefäßerweiterung (Hautrötung) und zu Kreislaufreaktionen, wenn man zu Beginn heiß duscht (35–40° C). Der Wechsel in kaltes Wasser läßt die Haut blaß werden und den Puls ansteigen.

Da dieses warm-kalte Wechselduschen Reaktionen in unserem Herz-Kreislauf-System auslöst, sollte immer mit kleinen Temperaturunterschieden begonnen werden.

Kleiner Tip zum Abtrocknen: Kräftiges Abfrottieren fördert ebenfalls die Hautdurchblutung.

Ist es zweckmäßig, Handgeräte zur Wassergymnastik einzusetzen?

Um es einmal salopp auszudrücken: Handgeräte beleben das Geschehen.

Man kann durch sie gegebene physikalische Eigenschaften des Wassers verstärken, z. B. den Wasserwiderstand durch Benutzung eines Schwimmbretts. Durch einen ergänzenden Auftrieb eines Balles oder Luftballons bleibt der Körper im Wasser liegen, ohne abzusinken.

Ein besonderer Anreiz liegt in dem zusätzlichen Motivationscharakter des Gerätes. Eine Abwechslung in ein Stundenbild hineinzubringen, ist durch einen einfachen Wechsel des Handgerätes kein Problem mehr. Zahlreiche Handgeräte sind in der Wassergymnastik denkbar: Schwimmbrett, Pull-Buoy, Luftballon, Wasserball, Stäbe, Frisbee, Zauberschnur, Autoreifen, Plastikflaschen, Ringtennisringe, Luftmatratzen usw. Der Phantasie sind hier keine Grenzen gesetzt.

Oft schwieriger als das „Erfinden" eines neuen Handgerätes ist dessen Beschaffung. Besitzt ein Schwimmbad keine geeignete Ausstattung, ist ein Abstecher in die Vereinsturnhalle oder das Anfragen um Unterstützung bei Krankenkassen, Bausparkassen u. ä. meist erfolgreich. Sollte man sich für den Kauf von Geräten entscheiden, bieten große Sportartikelfirmen eine breite Produktpalette. Auch hier ist bei Großgeräten das Anbringen von Werbung in Betracht zu ziehen.

Vorsicht bei elektrischen Musikgeräten am Beckenrand!

Eine wirkungsvolle, motivierende und animierende Wassergymnastik ist ohne die Verwendung von Musik nur schwer denkbar. Die Hintergründe über die Wirkung der Musik wie auch einige Beispiele werden innerhalb des nachfolgenden Kapitels vorgestellt. Hier geht es ausschließlich um die Sicherheit am Becken.

Benutzen wir eine zentrale Anlage, wird oft das ganze Becken beschallt. Es gibt dabei kaum die Möglichkeit, die Musik nach Belieben zu steuern.

Gut eignet sich ein tragbares Musikgerät mit entsprechender Lautstärke. Wird dieses Gerät an die Steckdose angeschlossen, darf es aus Sicherheitsgründen nicht zu nahe am Beckenrad stehen. Kann es dann überhaupt dort benutzt werden?

Es kann, wenn ein ausreichender Sicherheitsabstand eingehalten wird und eine sogenannte „Sicherheitsschlaufe" das Musikgerät bei einem eventuellen Umfallen automatisch von der Steckdose trennt. Dasselbe gilt selbstverständlich auch für ein Mikrofon.

Nähere Informationen erhält man in jedem Fall auch beim zuständigen Schwimmeister.

Ganz elegant aus der Affäre ziehen wir uns durch den Kauf eines batteriebetriebenen Musikgerätes, das auch über einen eingebauten Akku betrieben werden kann. Durch Verwendung einer niedrigen Spannung stellen sie keine Gefahr mehr für den Teilnehmer dar. Der Kauf eines solchen Gerätes ist für den Bereich der Wasserarbeit unbedingt zu empfehlen.

Zusammenfassung

1. Wassertemperaturen zwischen 25° C und 30° C sowie Wassertiefen von 110 bis 130 cm eignen sich am besten zur Durchführung einer Wassergymnastik.

2. Der Kursleiter sollte theoretische und praktische Kenntnisse in der Durchführung einer Wassergymnastik besitzen. Fortbildungsmaßnahmen zum Kursleiter Wassergymnastik bieten u. a. Universitäten und Verbände. Ist kein Schwimmeister in direkter Nähe, ist der Besitz des DLRG-Scheines obligatorisch.

3. Die Dauer der Wassergymnastik sollte 30 Minuten nicht überschreiten. Über die Häufigkeit ein Animationsangebot anzubieten, entscheidet letztendlich die Nachfrage.

4. Die optimale Teilnehmerzahl liegt etwa bei 15-30 Personen. Selbstverständlich kann eine Wassergymnastik auch mit 200 Teilnehmern durchgeführt werden, doch geht die individuelle Betreuung dabei ganz verloren.

5. Werbung ist entscheidend. Schon in der Planung muß ein Konzept erarbeitet werden, mit Hilfe welcher Medien potentielle Teilnehmergruppen angesprochen werden können.

6. Handgeräte können die Wirksamkeit der Übungen erhöhen und wesentlich zur Verbesserung der Motivation beitragen.

7. Bei der Verwendung eines Musikgerätes am Beckenrand sind gewisse Sicherheitsmaßnahmen zu beachten. Hier ist in jedem Fall der Kauf eines akku-betriebenen Gerätes zu empfehlen.

Der kleine Test

1. Welche Wassertemperaturen sollten bei der Wassergymnastik vermieden werden?

2. Wie lange sollte die Wassergymnastik dauern?

3. Welche Handgeräte könnte man einsetzen?

4. Was ist bei der Verwendung eines Musikgerätes zu beachten?

VII. Mit Musik geht alles besser!

Musik und ihre Auswirkungen auf Körper und Geist
Musik muß passen!
Das Zusammenstellen der Musikkassetten
Musikbeispiele
Zusammenfassung

Musik beschwingt und regt uns an – Musik beruhigt und entspannt. Die Musik ist eines der wirkungsvollsten Hilfsmittel, die in der Gymnastik eingesetzt werden können. Ohne entsprechende Musik ist eine gute Wassergymnastik kaum vorstellbar.

Musik und ihre Auswirkungen auf Körper und Geist

Musik führt zu emotionalen Erregungen, die sich auf das vegetative System des Körpers auswirken. Die Wirkung von Musik ist abhängig von ihrer Art und zeigt je nach Verfassung des Hörers Unterschiede. Der körperliche Zustand, die Erwartungshaltung und die Erfahrung mit unterschiedlichster Musik beeinflussen die Haltung des Hörers.

Einige Effekte lassen sich in der Regel immer feststellen:

- Eine beschwingte Musik heitert auf, depressive Stimmungen verschwinden.
- Temperamentvolle Musik wirkt anregend und verändert Zustände von Müdigkeit und Schlaffheit.
- Langsame, getragene Melodien wirken beruhigend.

Zahlreiche Untersuchungen geben Aufschluß über die Wirkung von Musik auf unterschiedlichste Organfunktionen (Herzfrequenz, Atmung usw.) sowie deren Abhängigkeit von bestimmten Parametern wie Rhythmus, Takt, Lautstärke usw.

Ein akustischer Reiz löst im Vergleich zu anderen Sinnesreizen (visuell, taktil usw.) im vegetativen System die stärkste Reaktion aus.

In Untersuchungen lassen sich diese Reaktionen quantitativ feststellen.

Je nach Art des musikalischen Reizes kann auch subjektiv eine Veränderung der Herzfrequenz oder allgemeiner der Herztätigkeit wahrgenommen werden. Am leichtesten läßt sich dies am Beispiel des Hörers demonstrieren, den unbehaglich empfundene Musik innerlich zum „Kochen“ bringt.

Durch schnelle und sich im Tempo beschleunigende Musik läßt sich eine Beschleunigung der Pulsfrequenz feststellen. In der Regel geht damit auch eine Beschleunigung der Atemfrequenz einher, die vom Hörer jedoch subjektiv kaum wahrgenommen wird.

Bezüglich der Auswirkung von beruhigender Musik auf die Hirntätigkeit ergaben Versuche, daß die Gehirnwellen von Patienten einen Rhythmus annahmen, der sonst nur im Ruhe- oder Erholungszustand auftrat. Nach den Versuchen war bei den jeweiligen Probanden eine Erholung festzustellen.

Der Rhythmus als wichtiges strukturelles Instrument der Musik hat besonderen Einfluß auf die Motorik. So kennen wir alle die Auswirkung von Marschmusik und flottem Rock 'n' Roll, bei denen förmlich der Rhythmus in die Beine fährt. Der Rhythmus ist deshalb so wichtig, da durch ihn auch die Menschen angesprochen werden, die über wenig musikalische Erfahrung verfügen. Eine Musik mit einem dynamischen Rhythmus wirkt aktivierend auf unseren Körper und besitzt einen hohen Aufforderungscharakter zum „Sichbewegen“. Ein Bewegungsablauf mit seinem Wechsel von Spannung und Entspannung wird positiv beeinflußt – der „rhythmische Wechsel“ wird vorgegeben.

Namhafte Wissenschaftler im Bereich der Musikpsychologie, veröffentlichten zum Thema „Musik und Bewegung“ in dem Buch „Musiktherapie und Musikpsychologie“ (Hrsg. G. Harrer) Ergebnisse, welche die subjektive Empfindung über die Auswirkung von Musik ausdrucksvoll belegen.

So konnte beispielsweise eine Untersuchung an einem sich nicht bewegenden Probanden zeigen, daß unterschiedliche Musik auch quantitativ unterschiedliche Muskelgruppen aktiviert. Flotte Tanzmusik geht sprichwörtlich in die Beine, beansprucht aber kaum die Muskulatur der Stirn. Andere Musik wie Bachs Brandenburgisches Konzert Nr. 6 aktiviert bei lauten Passagen den ganzen Körper.

Eine weitere Untersuchung wurde aktiv mit Hilfe eines Dynamometers (Kraftmesser) durchgeführt. Eine Person wurde beauftragt, mit möglichst gleichmäßiger Kraft in gleichmäßigen Intervallen den Hebel eines Dynamometers zu betätigen.

Es stellte sich heraus, daß unterschiedliche Musik die willkürlich motorische Leistung (Drücken des Hebels) unwillkürlich beeinflußte.

Beruhigende Musik verlangsamte das Tempo der Reaktionen; dafür wurden sie gleichmäßiger. Die Kraftleistung wurde zwar ebenfalls gleichmäßig, sank jedoch.

Dynamische Musik läßt mit zunehmendem Tempo, wachsender Lautstärke und gesteigerter Rhythmik nicht nur das Tempo der Reaktionen schneller, sondern auch die Kraftleistung stärker werden.

Es lassen sich auch deutlich charakteristische Schwankungen von Puls- und Atmungsfrequenz in Abhängigkeit zur dargebotenen Musik feststellen.

Die Lautstärke der Musik hat ebenfalls unbestritten Einfluß auf unser vegetatives System, wie jeder vermutlich aus eigener Erfahrung zu berichten weiß. Das vegetative System reagiert um so stärker, je lauter die Musik ist. Unser Organismus wird belastet, es kommt zur Verengung der Gefäße, die Muskeln spannen sich, die Herzfrequenz und der Blutdruck steigen. Nach längerer Einwirkung lauter Musik, z. B. in der Disco oder beim Rockkonzert, benötigt der Körper lange Zeit zur Erholung.

In der Physik bezeichnet man die Lautstärke mit Phon. Etwa 50 Phon erreichen wir bei einer normalen Unterhaltung. Bei über 65 Phon erreichen wir schon jene Reizung des Organismus, von der oben gesprochen wurde.

Hören wir eine Musik mit intensivem Rhythmus bei großer Lautstärke, wird jener Teil des Gehirns angesprochen, der für das „Wachsein" verantwortlich ist. Selbst große Müdigkeit wird dadurch überwunden.

Musik muß passen!

Musik und Wassergymnastik bilden eine Einheit.

Wird die Musik lediglich zur Untermalung abgespielt, sollte man sie besser weglassen. Ein Bewegungsablauf (Bewegungsrhythmus), der nicht zum Rhythmus der Musik („neben dem Takt") ausgeführt wird, wirkt unbehaglich. Bewegungs- und Musikrhythmus sollten übereinstimmen.

Eine Musikkassette zusammenzustellen, benötigt erfahrungsgemäß sehr viel Zeit. Im Schnitt kann man für das Zusammenstellen einer 30minütigen Kassette etwa die vier- bis achtfache Zeit rechnen, also zwei bis vier Stunden.

Es gibt sehr viel zu beachten, will man eine gelungene Kassette zusammenschneiden:

– Die Musik muß zur Gruppe passen. Eine zeit- bzw. altersgemäße Auswahl ist unbedingt notwendig, da eine „falsche Musik" die Wassergymnastik so negativ beeinflußt, daß selbst durch eine noch so gute inhaltliche Durchführung kaum ein Ausgleich mehr möglich ist.

Instrumentalmusik hat den Vorteil, daß der Rhythmus des Liedes leichter herauszuhören ist und man nicht durch Stimme und Inhalt des Liedes abgelenkt wird. Nicht jedes Lied ist instrumental vertont bzw. in dieser Fassung brauchbar.

Für den Seniorenbereich findet man geeignete Musikstücke bei Interpreten wie James Last, Roberto Delgado, Ricky King, Bert Kaempfert, Billy Vaughn, um nur einige zu nennen.

Um Jugendliche zu motivieren, bedarf es neuester Disco-, Beat-Musik usw.

Mit Rock 'n' Roll lassen sich erfahrungsgemäß meist alle Altersgruppen begeistern.

– Je nach inhaltlicher Vorstellung sucht man Musik mit entsprechendem Charakter heraus, d. h. für eine Aufwärmphase mit spielerischen Laufformen paßt gut eine lockere, fröhliche und beschwingte Musik. Für spezielle Entspannung eignet sich vorzugsweise getragene und beruhigende Musik.

– Der Grundrhythmus sollte klar und deutlich erkennbar sein.

Einfache Rhythmen hört man deutlich an der gleichmäßigen Betonung der Grundschläge durch die Rhythmusgruppe (Schlagzeug, Percussions, Klatschen usw.). Spritzgeräusche können so übertont und alle Bewegungen weiterhin noch „im Rhythmus" ausgeführt werden.

– Das Tempo der Musik muß wie auch deren Charakter mit den ausgewählten Übungsformen harmonieren.

Schon bei der Musikauswahl kann man ausprobieren, ob sich beispielsweise die Musik zum Laufen eignet oder ganz bestimmte Übungsformen langsam oder schnell ausgeführt werden.

Werden die einzelnen Grundschläge, z. B. die Viertelnoten, schnell hintereinander gespielt, folgt daraus ein schnelles Tempo. Umgekehrt folgt bei langsamer Spielweise ein langsames Tempo. Nach diesem Verfahren wählen vermutlich die meisten Kursleiter ihre Musik aus.

Eine andere Möglichkeit ergibt sich durch Zählen der Takte pro Minute. Die daraus ermittelte Geschwindigkeit gibt an, ob das Musiktempo für die ausgewählten Bewegungsformen, z. B. das Laufen, geeignet ist. Erst das Tempo gibt den einzelnen Noten ihren Zeitwert, d. h. eine halbe Note in einem schnellen Stück hat eine andere Dauer als in einem langsamen Stück.

Nachfolgend werden verschiedene Arten von Musik Bewegungsformen zugeordnet.

– Besonders eignen sich in der Gymnastik Musikstücke mit ganzer Taktzahl (2/4, 4/4). Wir unterscheiden zudem noch ungerade Taktarten wie z. B. beim Walzer den 3/4-Takt und zusammengesetzte Taktarten wie z. B. den 6/8- oder 7/8-Takt.

Der Takt gibt einen Abschnitt innerhalb einer Tonfolge an. Setzt sich ein Abschnitt aus vier Viertelnoten zusammen, spricht man vom 4/4-Takt, wobei die Betonung auf der ersten Note liegt.

Ein 3/4-Takt setzt sich aus drei Viertelnoten zusammen. Hier liegt die Betonung ebenfalls auf der ersten Note.

Der Marsch z. B. läßt der betonten Zähleinheit eine unbetonte Zähleinheit (eins-zwei), der Walzer zwei unbetonte Zähleinheiten (eins-zwei-drei) folgen.

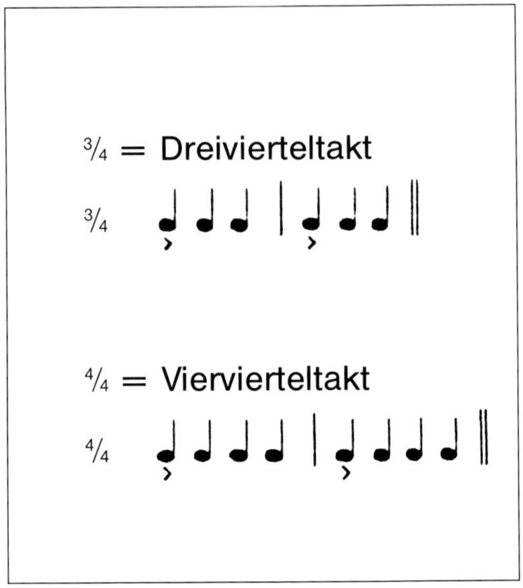

Wichtig ist für das Zählen des Taktes das Heraushören der Betonung, wobei die stärkste Betonung immer bei der Zahl eins liegt.

Wer noch mehr über Rhythmus, Takt, Zählzeiten usw. erfahren will, dem wird empfohlen, in entsprechenden Kapiteln einschlägiger Literatur nachzulesen.

Das Zusammenstellen der Musikkassetten

In der Regel werden zwei Methoden benutzt, wie man Musikkassetten zusammenstellt und später auch einsetzt:

Methode 1:

Es werden je nach Bewegungsrhythmus unterschiedliche Kassetten angefertigt. Je

Bewegungsformen

Rock 'n' Roll	Cha-Cha-Cha	Samba	Rumba	Langsamer Walzer	Foxtrott (Disco)
Laufen Hüpfen Springen Federn	Gehen Seitgalopp Hüpfen	Hüpfen Gehen Seitgalopp Federn Schwingen	Schwingen Federn Gehen Seitgalopp Mobilisation	Gehen Dehnen Kräftigung	Gehen Hüpfen Mobilisation Kräftigung Dehnen, aktiv

nachdem, ob es sich um einen Laufrhythmus oder eine langsame Dehnübung handelt, ist ein Wechsel der Kassetten erforderlich. Dies hat allgemein den Nachteil, daß ein vermehrter Aufwand erforderlich ist. Schwierigkeiten beim Kassettenwechsel oder unterschiedliche Tonqualität sind nur einige der eventuell auftretenden Probleme.

Auf der anderen Seite wird durch Kombination unterschiedlicher Passagen der Kassetten eine erhöhte Abwechslung in der Musikpräsentation erreicht.

Dies ist dann von Vorteil, wenn sehr oft mit derselben Gruppe gearbeitet wird. Der Nachteil des Kassettenwechsels läßt sich dadurch aufheben, daß man die Musikpausen dazu benutzt, der Gruppe Anweisungen zu geben.

Methode 2:

Eine Kassette wird auf das Konzept der Kursstunde zugeschnitten. Der Nachteil der fehlenden Abwechslung kann durch mehrere zusammengestellte Kassetten und durch unterschiedliche Anordnung der Übungen ausgeglichen werden. Es hat sich in der Praxis gezeigt, daß sich mit etwas Geschick, Erfahrung und Improvisationsgabe eine Musik mit Laufrhythmus für fast alle gymnastischen Formen verwenden läßt.

Verfügt man über einige bespielte Kassetten, hilft eine gute Beschriftung auf der Kassettenhülle, die entsprechend gewählte Kassette schnell zu klassifizieren. Symbole wie „s" für schnell, „m" für mittel und „l" für langsam kennzeichnen auf einen Blick die Verwendbarkeit der Musik.

Zu lange Lieder (über 3,30 Minuten) sollten ebenso vermieden werden wie zu lange Schlußakkorde. Hier hilft ein langsames Ausblenden.

Abschließend seien dem Kursleiter noch Tips genannt, die er grundsätzlich beachten sollte:

– Nur gute Kassetten (Sony, TDK, Maxell, BASF usw.) sichern über lange Zeit eine gute Abspielqualität. Hier lohnen sich die wenigen Mehrausgaben.

– Eine komplette Kassette nur unter Benutzung **einer** Stereoanlage aufnehmen, da Höhen- und Lautstärkenunterschiede beim Abspielen deutlich gehört werden.

– Eine neue Kassette sollte man vor der eigentlichen Gymnastik ruhig mehrmals anhören, z. B. im Auto. Erstens prägt man sich so besser die Reihenfolge der Lieder ein, zweitens überprüft man damit gleichzeitig die Brauchbarkeit und Wiedergabequalität der Aufnahme.

– Wie gut eine aufgenommene Kassette wirklich ist, zeigt sich während der Gymnastik. Die Stimmung der Teilnehmer sowie die Verwendbarkeit von Musikrhythmus für den Bewegungsrhythmus sind eindeutige Hinweise für die Brauchbarkeit der Kassette.

Musikbeispiele

Häufig fragt man sich, welche Musikinterpreten denn die „richtige Musik" für den richtigen Zweck produzieren. Nachfolgende Tabelle soll eine kleine Hilfestellung geben.

Interpreten

Senioren und Erwachsene	Jugendliche	Entspannung
James Last	Diana Ross	Michael Jarre
Anthony Ventura	Earth, Wind & Fire	Kitaro
Roberto Delgado	Commodores	Deuter
Max Greger	Billy Ocean	Eberhard Schöner
Paul Kuhn	Pointer Sisters	Vangelis
Bert Kaempfert	Michael Jackson	Beethoven
Billy Vaughn	Five Star	Mozart
Richard Clayderman	Templations	Händel
Ricky King	La Bionda	Schubert
	Tina Turner	

Zusammenfassung

1. Musik hat ganz bestimmte Wirkungen auf Körper und Geist:

a) Eine beschwingte Musik heitert auf und läßt depressive Stimmungen verschwinden.

b) Temperamentvolle Musik wirkt anregend und verändert Zustände von Müdigkeit und Schlaffheit.

c) Langsame, getragene Melodien wirken beruhigend.

2. Eine Musikkassette zusammenzustellen, bedeutet erfahrungsgemäß immer einen größeren Aufwand. Es gibt aber auch hier einige Tips, die man dabei berücksichtigen kann:

a) Die Musik muß zur Gruppe passen.

b) Der Charakter der Musik sollte dem Charakter des Stundenteils entsprechen.

c) Der Grundrhythmus sollte klar erkennbar sein.

d) Musik und Bewegung sollten zueinander passen.

e) Einfache Taktarten verwenden.

f) Verwende gute Kassetten und benutze ein gutes Abspiel- bzw. Aufnahmegerät.

Der kleine Test

1. Was kann durch die Musik alles beeinflußt werden?

2. Welche Kriterien gilt es bei der Zusammenstellung einer Musikkassette zu beachten?

VIII. Wassergymnastik – Praxis

Einzelübungen
Übungen mit dem Partner
Übungen in der Gruppe
Spielerische Laufformen

Hier sind die Seiten für den Praktiker.

Aus über 300 Übungs- und Spielformen mit unterschiedlichsten Variationen kann der Übungs- oder Kursleiter und der Wassergymnastiktreibende sich seine individuelle Wassergymnastik zusammenstellen.

Ob mit oder ohne Handgerät, alleine, zu zweien oder in der Gruppe – eine Vielzahl von Übungsvorschlägen lassen eine individuelle und abwechslungsreiche Wassergymnastik zu. Durch die jeweils angegebenen Übungsziele sowie die organisatorischen und praktischen Hinweise wird die Übungsauswahl wesentlich erleichtert.

In den folgenden Praxiskapiteln werden unterschiedliche Möglichkeiten der Übungsgestaltung vorgestellt:

Übungen in Einzel-, Partner- und Gruppenarbeit,

Übungen unter Ausnutzung der Gegebenheiten des Bades,

Übungen mit verschiedenen Handgeräten,

Spielformen.

Einzelübungen

1. Tief einatmen und die Ausatemluft auf das Wasser blasen *(Foto 1)*.

Variante: Ins Wasser ausatmen.

Ziel: Kräftigung Atemmuskulatur, Wassergewöhnung.

Hinweis: Gut für Senioren geeignet, bei Schwindel sofort aufhören. Preßatmung vermeiden.

Foto 1 ▽

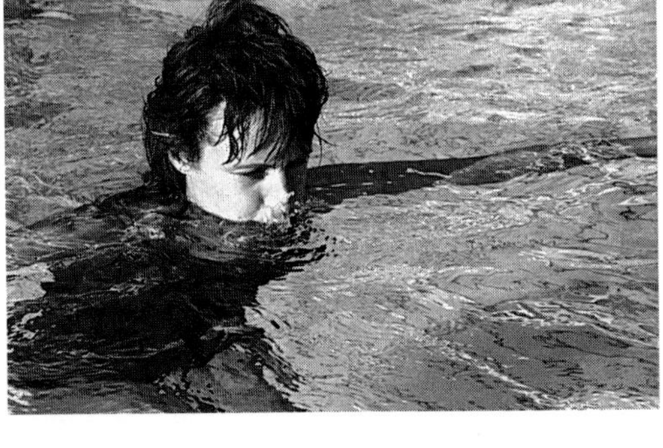

2. Formen der Vorwärts- und Rückwärtsbewegung wie Laufen, Springen, Hüpfen, Storchengang usw.

Variation: Einbeinig, Beinwechsel, Tempowechsel.

Ziel: Allgemeine Erwärmung, Herz-Kreislauf-Training.

Hinweis: Hier sind vielfältige Variationen möglich.

3. Hüpfen, beide Knie anziehen und versuchen, das Gesäß über die Wasseroberfläche zu bekommen *(Foto 2)*.

Ziel: Allgemeine Erwärmung, Kräftigung Beinmuskulatur.

Hinweis: Sehr intensive Übung.

4. Beim Hüpfen eine ½ Drehung in verschiedene Richtungen ausführen *(Foto 3)*.

Variation: 1/1 Drehung, max. Drehung.

Ziel: Allgemeine Erwärmung, Koordination, Geschicklichkeit.

Hinweis: Nicht zu viel in eine Richtung drehen.

5. Hampelmannspringen.

Variation: Nur oben in die Hände bzw. nur aufs Wasser klatschen *(Foto 4)*.

Ziel: Allgemeine Erwärmung.

Hinweis: Bei schneller Musik eine Bewegung auf zwei Takte.

6. Auf den Zehenspitzen laufen, die Arme nach oben strecken. Abwechselnd rechten und linken Arm nach oben ziehen *(Foto 5)*.

Ziel: Allgemeine Erwärmung, Dehnung seitliche Rumpfmuskulatur, Kräftigung Wadenmuskulatur.

Hinweis: Spannung immer nur kurz halten.

Foto 2 ▽

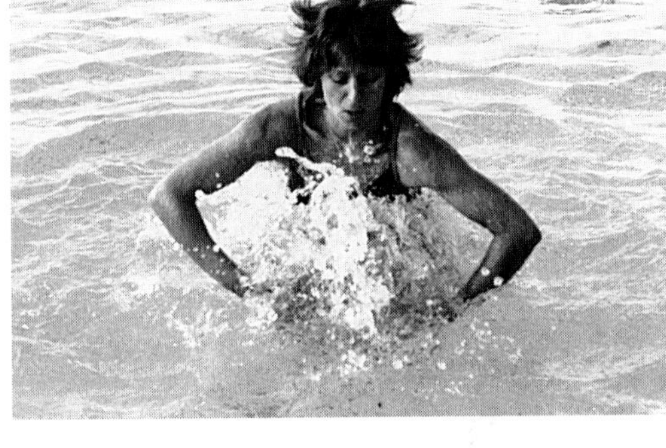

7. Auf den Fußballen laufen und dabei mit den Fingern schnipsen.

Ziel: Allgemeine Erwärmung, Rhythmusschulung.

Hinweis: Gut geeignet im Wechsel zu Übung 6.

8. Im Hüpfen die Beine wechselseitig nach vorne spreizen und schließen.

Ziel: Allgemeine Erwärmung, Koordination.

Hinweis: Die Bewegung zu Beginn langsam durchführen, dann steigern.

9. Im Hüpfen abwechselnd rechtes und linkes Knie nach oben heben. Mit den Händen auf die Oberschenkel klatschen.

Variation: Unter die Oberschenkel klatschen, Tempowechsel.

Ziel: Geschicklichkeit, Herz-Kreislauf-Training.

Hinweis: Je nach Belastungsfähigkeit der Gruppe die Dauer der Bewegungsausführung wählen.

10. Im Hüpfen die Hände im Wechsel vor und hinter dem Körper zusammenklatschen.

Ziel: Allgemeine Erwärmung, Lockerung.

Hinweis: Je nachdem, ob unter oder über Wasser geklatscht wird, kann diese Übung zur Rhythmusschulung eingesetzt werden.

11. Im Wasser hüpfen. Mit einem Doppelarmschwung vorwärts die Hüpfbewegung unterstützen *(Foto 6)*.

Ziel: Allgemeine Erwärmung, Herz-Kreislauf-Training.

Hinweis: Je größer die Armbewegung, desto anstrengender die Übung.

Foto 3 ▽

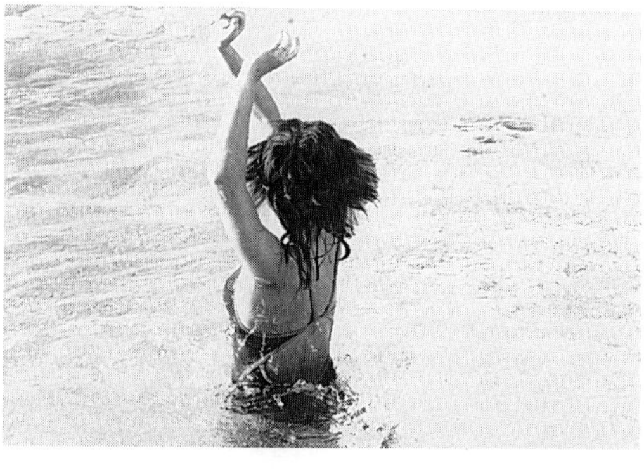

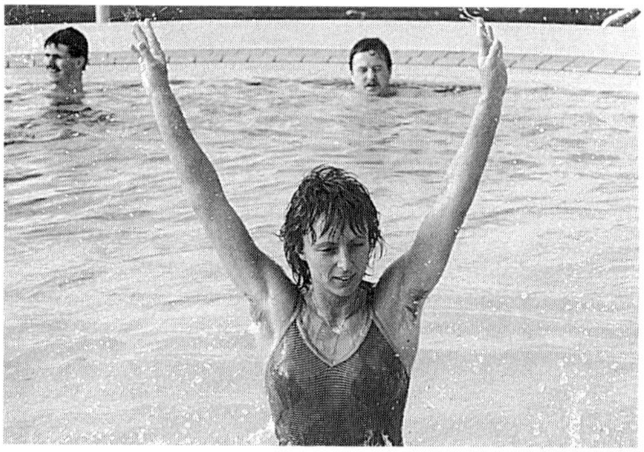

Foto 4 △

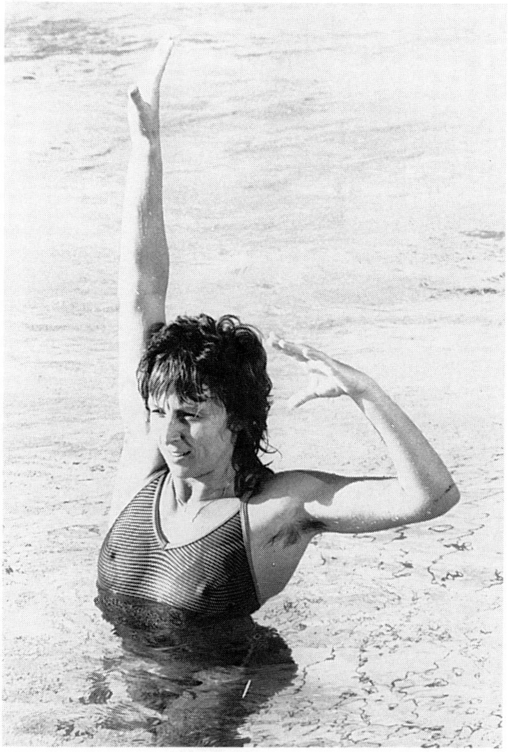

Foto 5 △

▽ Foto 6

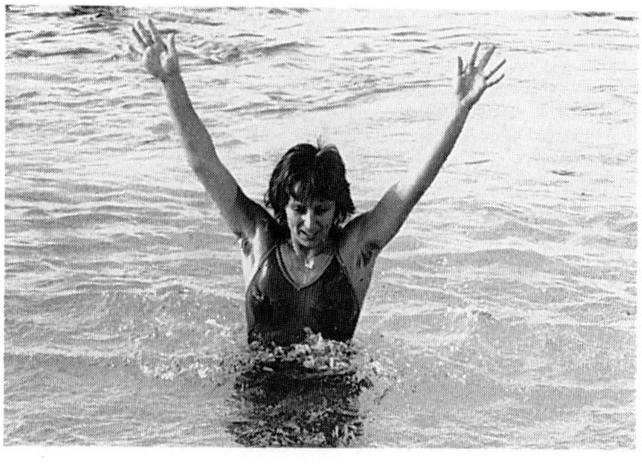

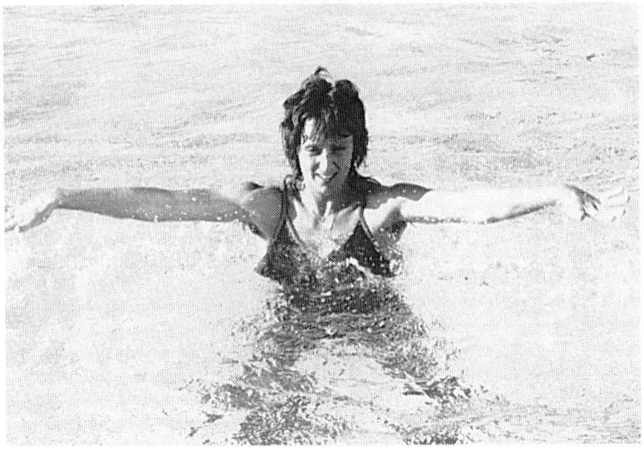

Foto 7 △

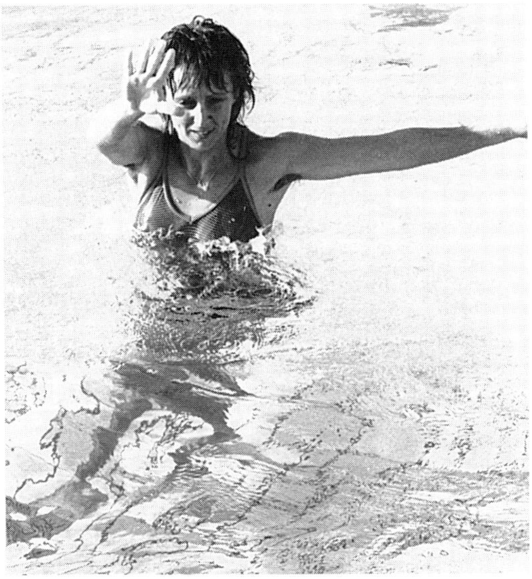

Foto 8 △

▽ Foto 9

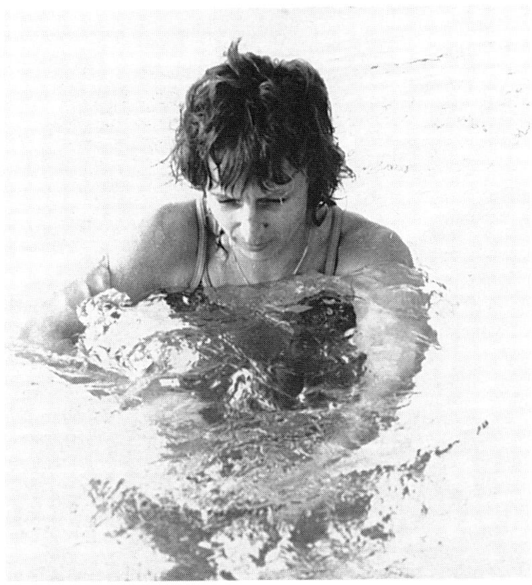

12. Im Stand die Arme seitlich ausstrecken und aufs Wasser schlagen *(Foto 7)*.

Ziel: Motivation.

Hinweis: Die Übung eignet sich auch fürs Laufen und Hüpfen.

13. Grätschstand, die Arme vor dem Körper überkreuzen und wieder öffnen. Die Handflächen leiten die Bewegung ein und schieben das Wasser weg.

Variation: Im Laufen die Arme schnell in der Luft vor dem Körper kreuzen. Zur Verstärkung die Handflächen anziehen.

Ziel: Kräftigung Arm- und Brustmuskulatur.

Hinweis: Die Wirkung ist bei beiden Bewegungsausführungen etwas unterschiedlich.

14. Beim Hüpfen die Hüfte drehen, dabei die Arme über dem Körper nach rechts und links schwingen *(Foto 8)*.

Ziel: Allgemeine Erwärmung, Beweglichmachung Wirbelsäule.

Hinweis: Vorsicht, keine zu ruckhafte Bewegungsausführung!

15. Unter Wasser nach vorne und zur Seite boxen *(Foto 9)*.

Variation: Nach unten boxen, Tempowechsel.

Ziel: Kräftigung Arm- und Schultermuskulatur.

Hinweis: Die ganze Schulter unter die Wasseroberfläche senken.

16. Beim Traben auf der Stelle die Arme seitlich ausstrecken und anziehen *(Foto 10)*.

Variation: Wechselseitig anziehen und strekken.

Ziel: Kräftigung Arm- und Schultermuskulatur, Mobilisation Schultergürtel.

Hinweis: Werden die Arme locker nach oben bzw. zur Seite geworfen, ist diese Übung auch gut zur Lockerung der entsprechenden Muskulatur geeignet.

17. Das Wasser mit den Handflächen nach vorne wegschieben. Dabei drehen und versuchen, alle Teilnehmer „naßzuspritzen" *(Foto 11)*.

Variation: Seitlich spritzen, nur durch Bewegung des Handgelenks, Tempowechsel.

Ziel: Motivation, Mobilisation des Handgelenkes.

Hinweis: Bei älteren Teilnehmern weniger das gegenseitige Naßspritzen betonen.

18. Auf der Stelle traben, den rechten Arm ausstrecken und anziehen, den linken Arm im selben Rhythmus nach oben und unten bewegen.

Ziel: Allgemeine Erwärmung, Koordination.

Hinweis: Bei den Koordinationsübungen zu Beginn eine langsamere Übungsdurchführung wählen.

19. Beim Laufen den linken Arm seitlich ausstrecken und anziehen. Den rechten Arm im selben Rhythmus nacheinander nach oben, zur Seite, nach unten und zur Seite bewegen.

Ziel: Allgemeine Erwärmung, Koordination.

Hinweis: Diese Übung ist im allgemeinen für die meisten schon recht schwierig auszuführen.

20. Wie ein „Fluglotse" die Arme gegengleich hoch und tief bzw. danach zur Seite bewegen. Beide Bewegungsmuster immer im Wechsel ausführen.

Ziel: Allgemeine Erwärmung, Koordination.

Hinweis: Im Vergleich zu den Übungen 18 und 19 ist diese Übung einfacher, da immer gegengleiche Bewegungen ausgeführt werden.

21. Mit den Armen gegengleich durchs Wasser ziehen, d. h. links nach vorne, rechts nach hinten, „Wasserschneiden" *(Foto 12)*.

Variation: Neben dem Körper kleine und schnelle Bewegungen ausführen.

Ziel: Kräftigung Arm- und Schultermuskulatur.

Hinweis: Die Arme dabei möglichst gestreckt halten.

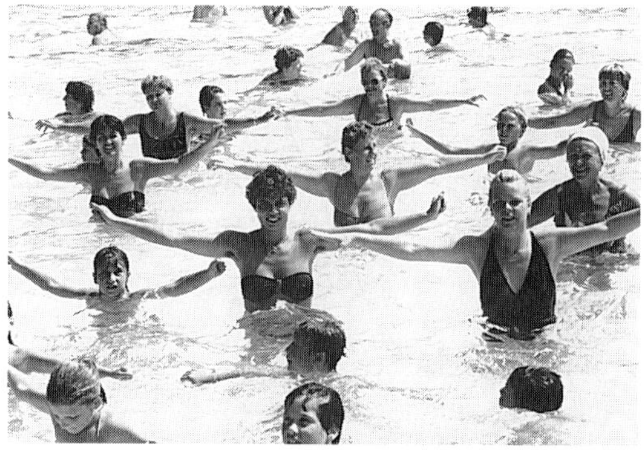

Foto 10 △

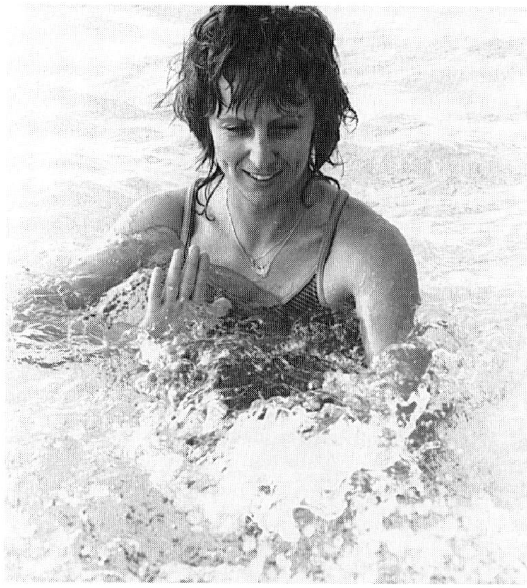

Foto 11 △

▽ Foto 12

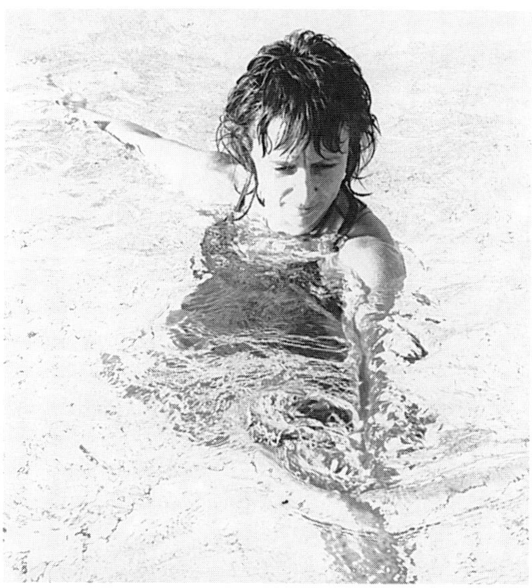

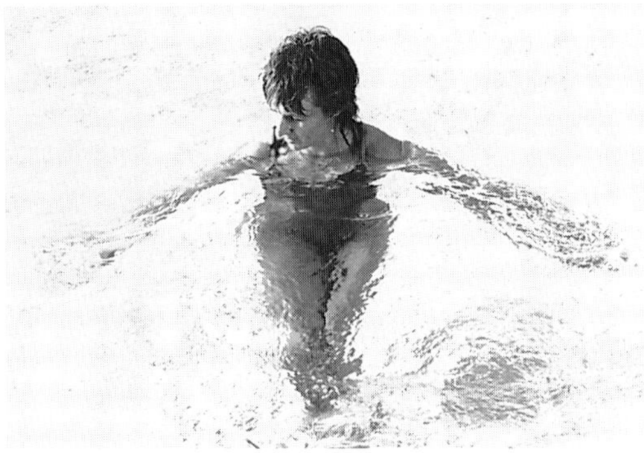

Foto 13 △

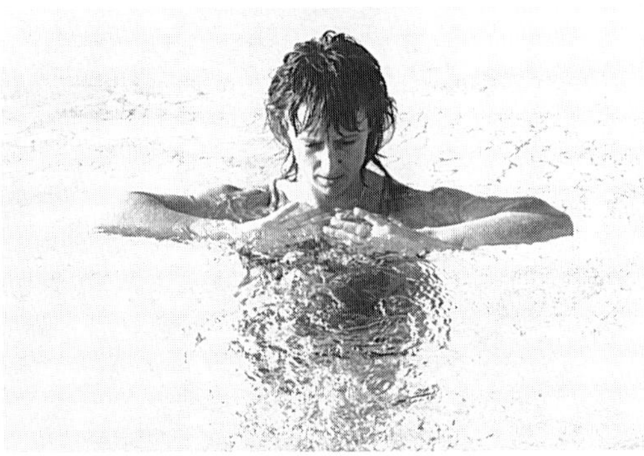

Foto 14 △

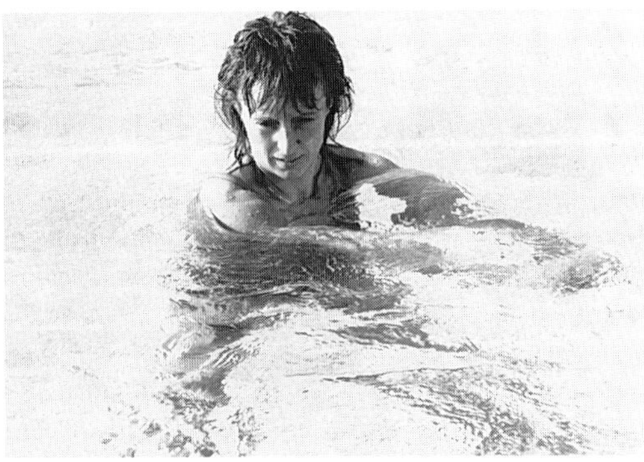

Foto 15 △

▽ Foto 16

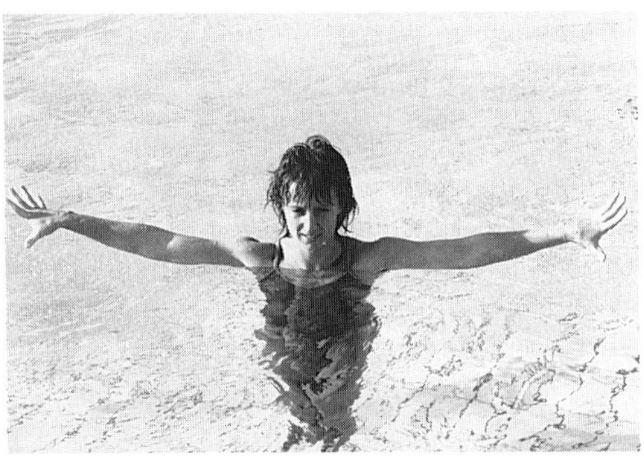

22. Unter Wasser beide Arme gestreckt von der Seite aus nach vorne führen. Anschließend wieder zur Seite zurückbewegen *(Foto 13)*.

Ziel: Kräftigung Brust- und Schultermuskulatur.

Hinweis: Die Handflächen senkrecht zur Wasseroberfläche halten, dadurch wird der Widerstand größer.

23. Im Wasser die Arme seitlich ausstrecken. Die Hände zur Brust ziehen, indem die Ellbogen gebeugt werden. Von dort wieder in die gestreckte Position seitwärts bewegen *(Foto 14)*.

Ziel: Kräftigung Brust- und Armmuskulatur.

Hinweis: Die Handflächen nach außen drehen, wenn die angebeugten Arme gestreckt werden.

24. Die Hände der gestreckten Arme falten und im Wasser die Arme und den Rumpf nach rechts und links drehen (ohne zu spritzen mit vollem Wasserwiderstand, *Foto 15)*.

Ziel: Kräftigung Arm- und Rumpfmuskulatur.

Hinweis: Dasselbe auf der Wasseroberfläche, dabei soweit spritzen wie möglich.

25. Arme über bzw. unter Wasser seitlich ausstrecken, schnell hintereinander Faust ballen – Finger strecken *(Foto 16)*.

Ziel: Kräftigung untere Armmuskulatur.

Hinweis: Zwischendurch die Arme lockern, die Arme können gleichzeitig dabei auch noch Bewegungen beschreiben, z. B. nach vorne oder nach oben führen.

26. Arme seitlich ausstrecken, die Hände zu Fäusten ballen und die Handgelenke rechts- und linksherum drehen. Dabei die Arme seitlich nach oben führen.

Ziel: Kräftigung Armmuskulatur, Mobilisation Handgelenk.

Hinweis: Bei längerer Übungsausführung kann es zu Unterarmkrämpfen kommen.

27. Im Stand die Ellbogen zur Seite halten, die Handflächen berühren sich unter der Wasseroberfläche etwa in Höhe des Brustbeins. Die Ellbogen nach unten vor der Brust zusammenführen *(Foto 17)*.

Ziel: Kräftigung Brustmuskulatur.

Hinweis: Wird die Übung nicht korrekt ausgeführt, schafft ein Händefalten evtl. Abhilfe.

28. Im Stand die Arme seitlich ausstrecken, Schulter und Arme nach vorne und nach hinten drehen. Dasselbe anschließend im Wasser.

Ziel: Mobilisation Schultergürtel.

Hinweis: Die Arme gestreckt halten, die Bewegung von den Händen aus einleiten.

29. Die Arme seitlich ausstrecken und kleine Kreise beschreiben *(Foto 18)*.

Variation: Tempo- und Radienwechsel.

Ziel: Mobilisation und Kräftigung Schultergürtel.

Hinweis: Zur Verstärkung die Übung unter Wasser durchführen.

30. Während des Gehens mit den Armen Brustschwimmbewegungen ausführen.

Ziel: Kräftigung Arm- und Schultermuskulatur, Schulung der richtigen Armbewegung „Brustschwimmen".

Hinweis: Diese Übung ist auch gut für die Schwimmanfängerausbildung geeignet.

31. Beim Gehen die Arme wechselseitig vorwärts durchs Wasser ziehen, „Mühlkreisen".

Variation: Rückwärts, Tempowechsel.

Ziel: Mobilisation Schultergürtel.

Hinweis: Diese Übung kann auch im Laufen durchgeführt werden und ist dabei auch gut geeignet als Herz-Kreislauf-Training.

32. Die Handballen unter Wasser vor der Brust aneinanderlegen und gegeneinanderdrücken. Spannung aufbauen *(Foto 19)*.

Ziel: Kräftigung Arm- und Brustmuskulatur.

Hinweis: Die Spannung ca. 5–10 Sekunden halten, danach wieder entspannen und lockern.

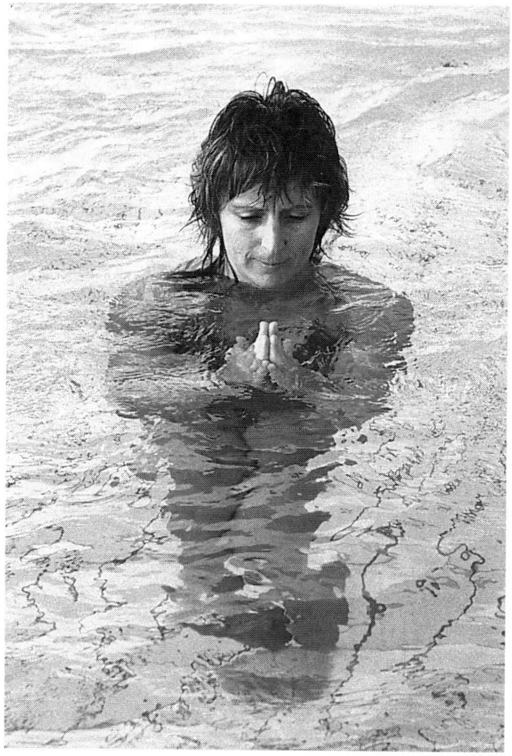

Foto 17 △

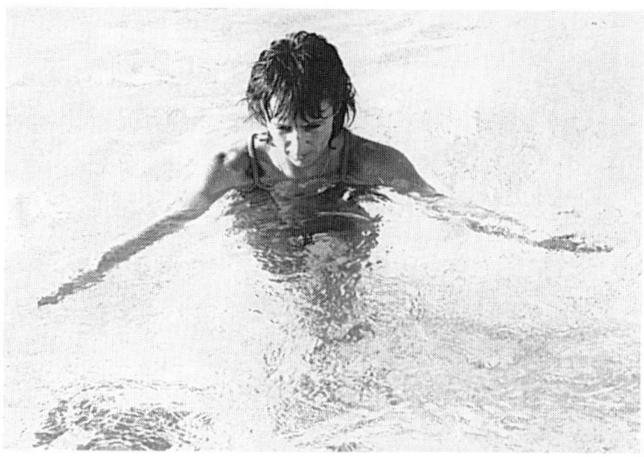

Foto 18 △

▽ Foto 19

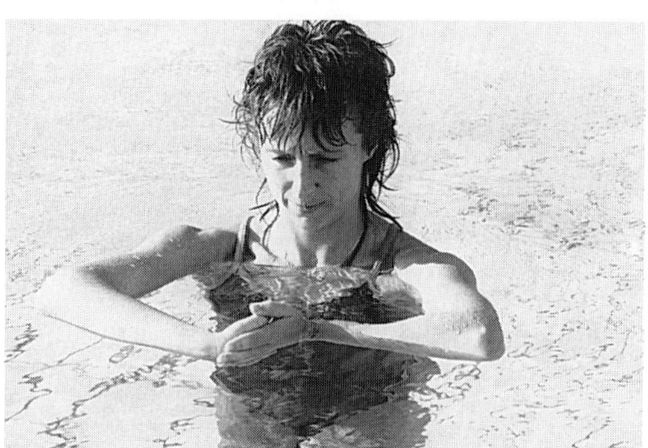

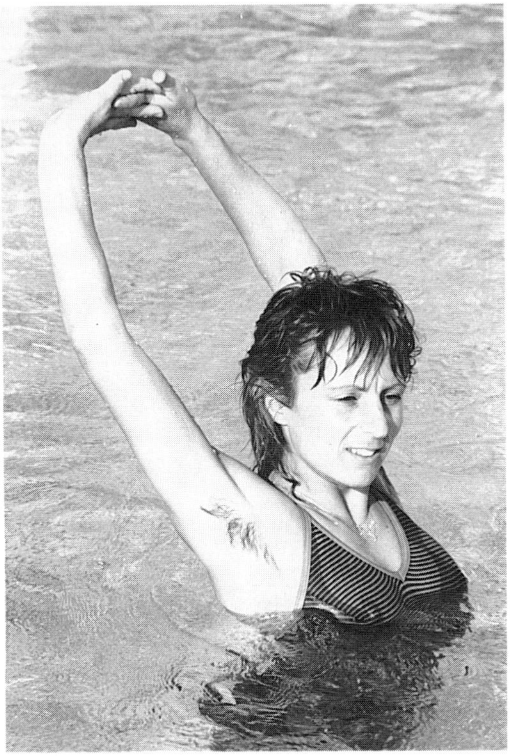

Foto 20 △

▽ Foto 21

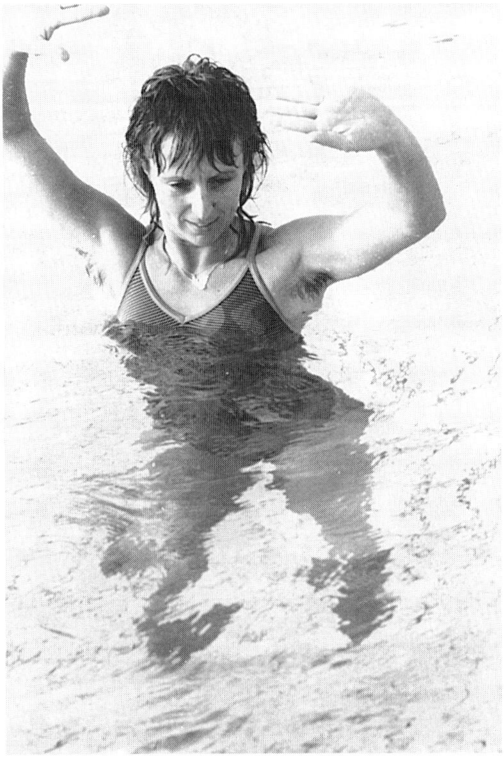

33. Im Stand die Daumen in die Achselhöhlen legen und Schulterkreisen vorwärts und rückwärts ausführen.

Ziel: Mobilisation Schultergürtel.

Hinweis: Die Übung behutsam ausführen.

34. Grätschstand, die Daumen in die Achseln legen und wie ein „Huhn“ mit den Oberarmen aufs Wasser schlagen.

Ziel: Motivation, Mobilisation Schultergelenk.

Hinweis: Gut für den Schluß einer Wassergymnastik-Einheit geeignet.

35. Schultern hochziehen, danach fallen lassen.

Variation: Rechte Schulter hochziehen, die linke Schulter nach unten drücken.

Ziel: Kräftigung Schultermuskulatur, Schulung Körpergefühl.

Hinweis: Gut zur Lockerung.

36. Die Hände über dem Kopf falten und mit den gestreckten Armen behutsam (!) nach hinten federn *(Foto 20)*.

Ziel: Mobilisation Schultergürtel.

Hinweis: Darauf achten, daß die Bewegung nur mit den Armen ausgeführt wird – nicht ins Hohlkreuz ausweichen.

37. Grätschstand, die Arme nach oben halten, Hüftkreisen. Dabei die Hände stillhalten, „Bauchtanz“ *(Foto 21)*.

Variation: Große und kleine Kreise.

Ziel: Beweglichmachung Wirbelsäule.

Hinweis: Bei Problemen an der Wirbelsäule nur bis zur Schmerzgrenze bewegen.

38. Im Stand mit den Händen den Hinterkopf umfassen. Den Kopf ca. 5 Sekunden in die Hände drücken (Kopf nicht in den Nacken nehmen). Kurz entspannen, dann den Kopf langsam nach vorne ziehen und eine Dehnung in der Hals- und Nackenmuskulatur aufbauen. Nach 10–15 Sekunden kurz entspannen und nochmals die Übung wiederholen *(Foto 22)*.

Ziel: Dehnung der Hals- und Nackenmuskulatur.

Hinweis: Falls Schwindelgefühle auftreten, Übung sofort abbrechen.

39. Im Stand mit der rechten Hand den Kopf (Blick nach vorne) umfassen und leicht nach rechts zur Seite ziehen. Eine Dehnung in der Nackenmuskulatur aufbauen, 10–15 Sekunden halten, dann entspannen. Zur Spannungsverstärkung kann die linke Hand noch nach unten ziehen *(Foto 23)*.

Ziel: Dehnung der Hals- und Nackenmuskulatur.

Hinweis: Gleichmäßig weiteratmen und den Oberkörper aufrecht halten.

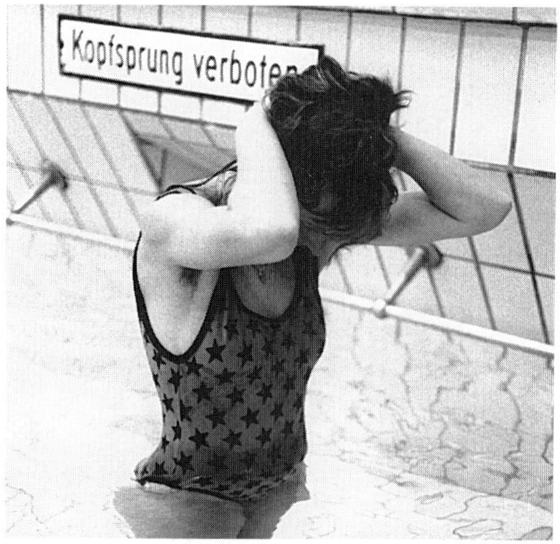

Foto 22 △

40. Die Arme hinter den Körper halten, die rechte Hand umgreift das linke Handgelenk. Langsam die linke Hand nach unten ziehen, der Kopf kippt behutsam nach rechts. Eine Dehnung in der Schultergürtelmuskulatur aufbauen und 10–15 Sekunden lang halten.

Ziel: Dehnung der Schultergürtelmuskulatur.

Hinweis: Auf gleichmäßige Atmung achten und den Oberkörper aufrecht halten. Auch der Kopf wird nicht gedreht, sondern gekippt.

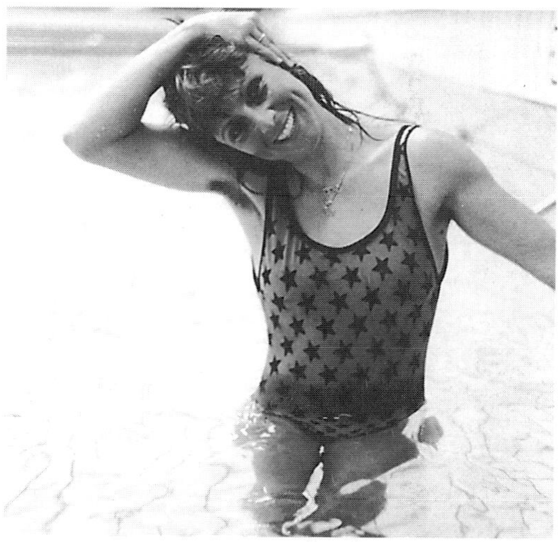

Foto 23 △

▽ Foto 24

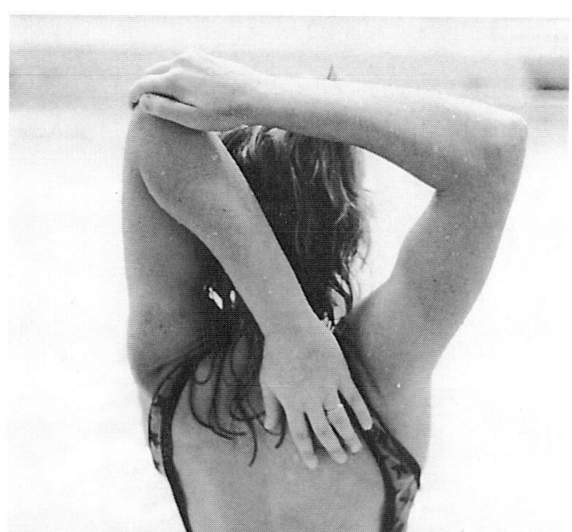

41. Im Stand den linken Arm abgewinkelt nach oben strecken, die linke Hand befindet sich auf dem Schulterblatt. Die rechte Hand umfaßt den linken Ellbogen und zieht ihn langsam nach unten *(Foto 24)*.

Ziel: Dehnung hintere Oberarmmuskulatur.

Hinweis: Keine Ausweichbewegung mit der Hüfte durchführen – geradehalten.

42. Grätschstand, Rumpfkreisen.

Variation: Verschiedene Radien.

Ziel: Mobilisation Lendenwirbelsäule.

Hinweis: Vorne mit den Händen über das Wasser ziehen, danach weit nach hinten strecken, die Hüfte dabei ruhig halten.

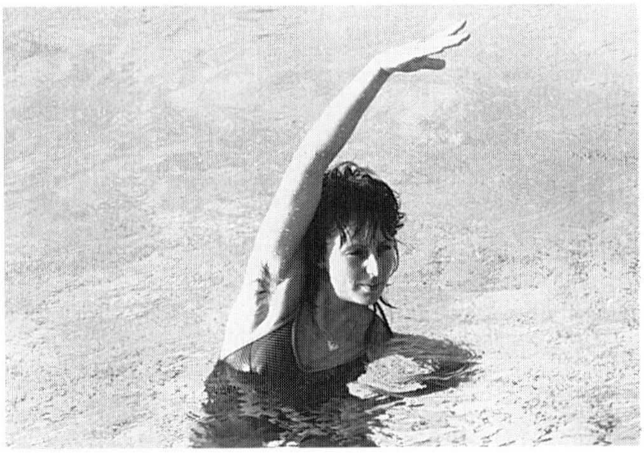

Foto 25 △

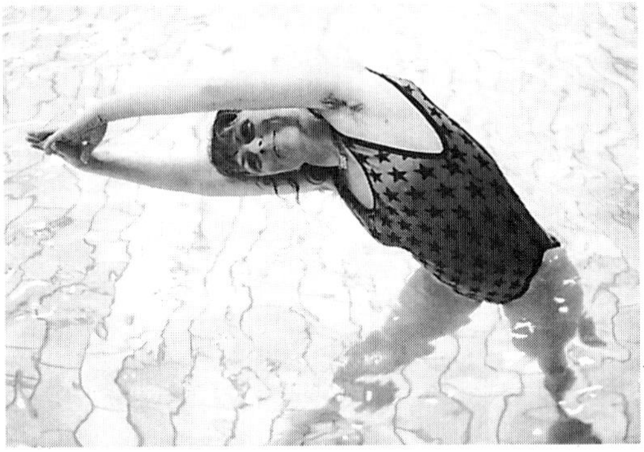

Foto 26 △

▽ Foto 27

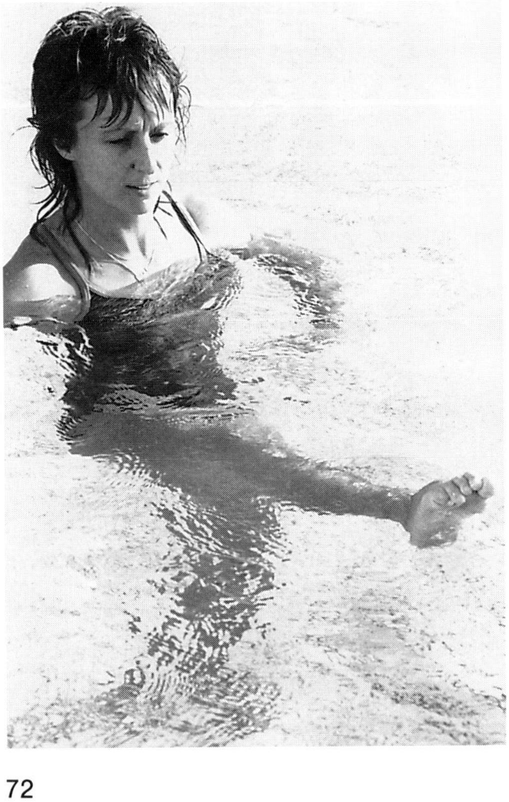

43. Grätschstand, Rumpfseitbeuge links. Der linke Arm ist dabei in die Hüfte gestützt, der rechte Arm zieht nach links oben *(Foto 25)*.

Ziel: Mobilisation Wirbelsäule, Dehnung seitliche Rumpfmuskulatur.

Hinweis: Das Becken bei dieser Übung geradehalten.

44. In leichter Grätschstellung den linken Arm über den Kopf nach rechts strecken. Die rechte Hand greift die linken Finger und zieht den Arm nach rechts unten. Eine Dehnung in der seitlichen Rumpfmuskulatur aufbauen, ca. 10–15 Sekunden lang halten, dann entspannen. Die ganze Bewegung findet nur in einer Ebene statt, d. h. der Oberkörper sollte nicht gedreht werden. Bei einer anderen Bewegungsausführung steht zudem das linke Bein überkreuzt vor dem rechten Bein. Bei der Rumpfbewegung nach rechts schiebt die Hüfte sanft nach links *(Foto 26)*.

Bei einem Seitenwechsel wird selbstverständlich alles umgekehrt ausgeführt.

Ziel: Dehnung der seitlichen Rumpfmuskulatur.

45. Im Grätschstand die Hände nach hinten in die Kniekehlen führen.

Ziel: Kräftigung Beinmuskulatur.

Hinweis: Falls bei dieser Übung Schmerzen im Lendenwirbelsäulenbereich auftreten, mit den Händen nicht zu tief fassen.

46. Im Stand das rechte Bein nach vorne bis zur Waagerechten strecken. Die Fußspitzen des rechten Fußes anziehen und strecken *(Foto 27)*.

Variante: Mit dem Fuß kreisen.

Ziel: Beweglichmachung Fußgelenk.

Hinweis: Das Bein sollte gestreckt sein.

47. Rechtes Knie hochziehen. Unterschenkel nach vorne strecken und wieder anziehen.

Ziel: Kräftigung Oberschenkelmuskulatur.

Hinweis: Als Koordinationsübung die Arme gleichzeitig anziehen und strecken.

48. Im Stand das linke Knie hochziehen und nach rechts und links bewegen *(Foto 28).*

Variante: Dieselbe Übung mit gestrecktem Bein durchführen.

Ziel: Gleichgewichtsschulung, Kräftigung der Hüftmuskulatur.

Hinweis: Zur Standsicherheit die Arme gleichzeitig in die Gegenrichtung schwingen.

49. Im Wasser die gestreckten Arme seitlich halten und behutsam (!) nach hinten federn.

Variante: Mit Ellbogen nach hinten federn.

Ziel: Beweglichmachung Schultergelenk.

Hinweis: Bei der Bewegung nicht ins Hohlkreuz ausweichen.

50. Rechtes Bein anwinkeln, den Fuß mit den Händen umfassen und langsam das Bein strecken *(Foto 29).*

Ziel: Dehnung hintere Beinmuskulatur (ischiocrurale Muskulatur).

Hinweis: Kann das Bein dabei nicht gestreckt werden, an der Wadenmuskulatur festhalten; Oberkörper nicht zu stark beugen.

51. Breiter Grätschstand. Die Hüfte nach rechts verlagern, das rechte Knie anwinkeln und behutsam eine Dehnung in der linken Innenseite des Beines aufbauen.

Ziel: Dehnung innere Beinmuskulatur.

Hinweis: Diese Übung kann auch an der Stange ausgeführt werden. Hier liegt ein Bein seitlich abgegrätscht auf einer Stange. Das Standbein wird leicht abgewinkelt, so daß in der Muskulatur des aufgelegten Beines eine Spannung aufgebaut wird.

52. Im Grätschstand das Gesäß soweit absenken, daß die Oberschenkel waagerecht sind. Im Wechsel den linken und den rechten Fuß auf die Zehen stellen.

Variante: Gleichzeitig mit beiden Füßen.

Ziel: Kräftigung der Wadenmuskulatur.

Hinweis: Gut koordinierbar mit Armbewegungen.

53. Ausfallschritt, linkes Bein ist angewinkelt, das rechte Bein gestreckt. Die rechte Ferse wird langsam nach unten gedrückt, so daß die ganze Fußsohle auf dem Boden aufliegt und eine Dehnung in der Wadenmuskulatur entsteht.

Ziel: Dehnung Wadenmuskulatur.

Hinweis: Die Spannung nur so weit aufbauen, wie sie nicht als Schmerz empfunden wird. Nach ca. 10–15 Sekunden Ausgangsstellung verändern, bis wieder alter Dehnreiz entsteht.

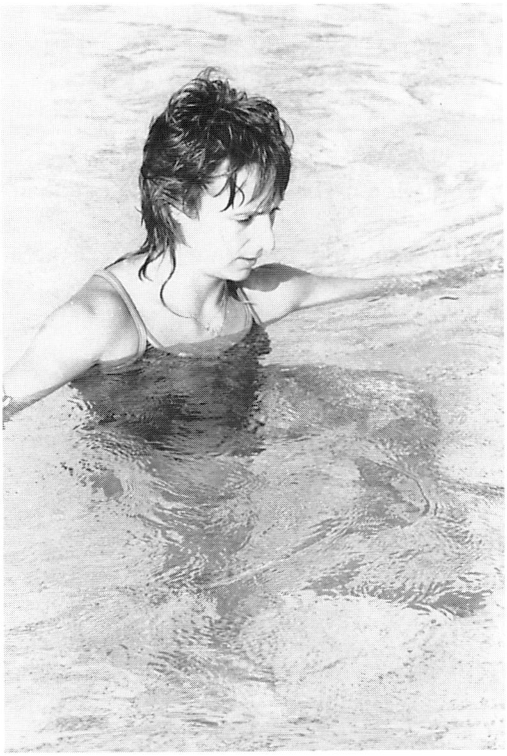

Foto 28 △ ▽ Foto 29

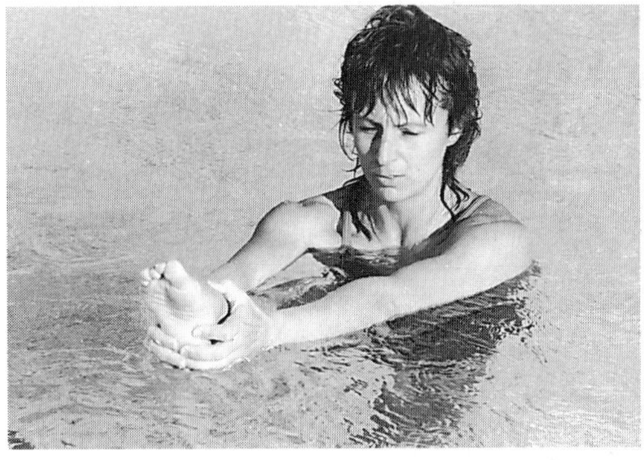

Übungen mit dem Partner

1. Im Stand mit dem Gesicht zueinander die Hände fassen und wechselseitig die Arme wie eine „Lokomotive“ vor- und zurückbewegen.

Variante: Tempowechsel „Dampflok“, „D-Zug“, „Intercity“.

Ziel: Kräftigung Armmuskulatur, Spaß.

Hinweis: Am besten im Rhythmus der Musik die Bewegungen ausführen.

2. Gegenüberstehen, an den Händen fassen und Hüpfen. Dabei die Hüften gegeneinanderdrehen.

Ziel: Allgemeine Erwärmung, Mobilisation Wirbelsäule.

Hinweis: Zu Beginn die Übung langsam ausführen, anschließend schneller.

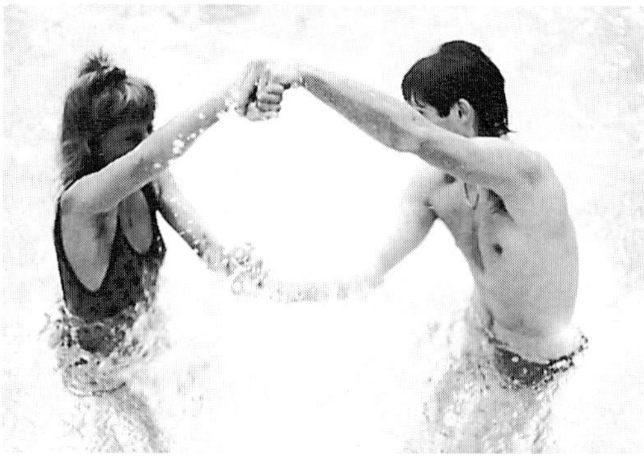

Foto 30 △ ▽ Foto 31

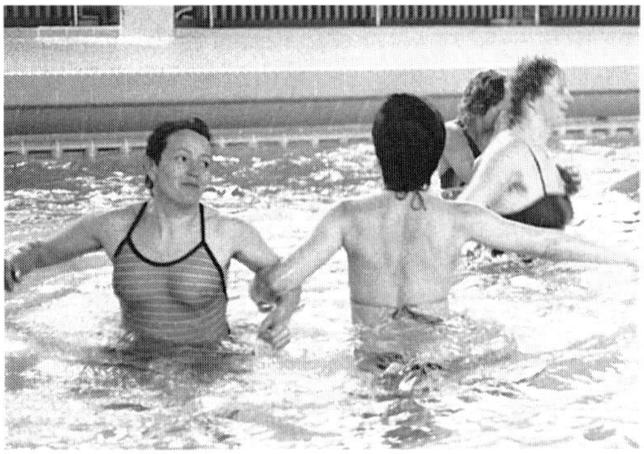

3. Gegenüberstehen, das Gesicht zueinander, Handfassung, die Arme schwingen im Wechsel nach rechts und links *(Foto 30)*.

Variation: Nach links schwingen und mit den Armen einen ganzen Kreis beschreiben. Der Körper dreht dabei unter den Armen hindurch.

Ziel: Allgemeine Erwärmung, Mobilisation Schultergürtel.

Hinweis: Die Variation zu Beginn langsam durchführen lassen, bis allen der Bewegungsablauf klar ist.

4. Gegenüberstehen und hüpfen. Auf Kommando dreimal weit nach oben hüpfen und beide Hände an die Hände des Partners „klatschen“, ähnlich wie zwei Volleyballer.

Ziel: Allgemeine Erwärmung, Kräftigung Beinmuskulatur, Schulung Rhythmusgefühl.

Hinweis: Bei dieser Übung oft den Partner wechseln.

5. Grundstellung wie bei 2., „Skihüpfer“ gegeneinander ausführen, d. h. im Wechsel nach rechts und links hüpfen.

Ziel: Kräftigung Beinmuskulatur, Herz-Kreislauf-Training.

Hinweis: Auf ausreichend sicheren Stand achten.

6. Beim Partner einhaken und eine Runde mit ihm drehen. Mit dem anderen Arm einhaken und dasselbe in die andere Richtung durchführen *(Foto 31)*.

Ziel: Allgemeine Erwärmung, Kennenlernen, Kontaktförderung.

Hinweis: Die Form eignet sich gut zu Beginn der Wassergymnastik, z. B. beim Durcheinanderlaufen.

7. Hintereinanderlaufen; einer gibt eine Bewegung vor, der andere imitiert wie ein „Schatten“ diese Bewegung. Nach kurzer Zeit Wechsel *(Foto 32)*.

Ziel: Allgemeine Erwärmung, Anregen der Phantasie.

Hinweis: Nach ca. 20 Sekunden wird gewechselt.

8. Hüpfen auf einem Bein. Jeder verschränkt die Arme vor dem Körper und versucht, den anderen so mit der Schulter anzurempeln, daß dieser sein Gleichgewicht verliert, „Hahnenkampf" *(Foto 33)*.

Ziel: Motivation, Gleichgewichtsschulung, Kräftigung Beinmuskulatur.

Hinweis: Bei gemischten Gruppen die Jugendlichen anhalten, diese Spielform nicht zu wild auszuführen.

9. Beide stehen hintereinander, der „Hintermann" faßt den „Vordermann" an der Hüfte. Der „Vordermann" versucht, nun gegen die Behinderung nach vorne zu laufen.

Ziel: Motivation, Rücksichtnahme, Kräftigung Beinmuskulatur.

Hinweis: Da der sichere Stand erschwert ist, sollte der Hintermann nicht zu stark ziehen.

10. Beide stehen sich gegenüber, heben jeweils ihr rechtes Bein nach oben und fassen mit der linken Hand das rechte Bein des anderen. Hüpfen und dabei im Kreis herumdrehen. Wechsel aufs andere Bein.

Ziel: Motivation, Dehnung Beinmuskulatur.

Hinweis: Um eine stärkere Dehnung zu erreichen, sollte das angehobene Bein möglichst gestreckt sein.

11. Handfassung wie bei 10. Jetzt imitieren beide eine „Schaukel", d. h. im Wechsel gegeneinander hoch und tief gehen *(Foto 34)*.

Ziel: Kommunikation fördern, Rhythmusgefühl.

Hinweis: Frauen und Senioren gehen oftmals ungern mit dem Kopf unter Wasser. Übung deshalb so ausführen lassen, daß der Kopf über Wasser bleibt.

12. Gegenüber mit Handfassung stehen, jetzt versuchen beide, sich schnell im Kreis herumzudrehen.

Ziel: Spaß, Koordination.

Hinweis: Die Füße eng zueinanderstellen.

13. Gegenüberstehen, die Hände fassen. Rechtes Bein von außen über die Arme legen und hüpfen. Dasselbe mit dem linken Bein.

Ziel: Mobilisation Hüftgelenk.

Hinweis: Für ältere Teilnehmer ist diese Form nicht zu empfehlen.

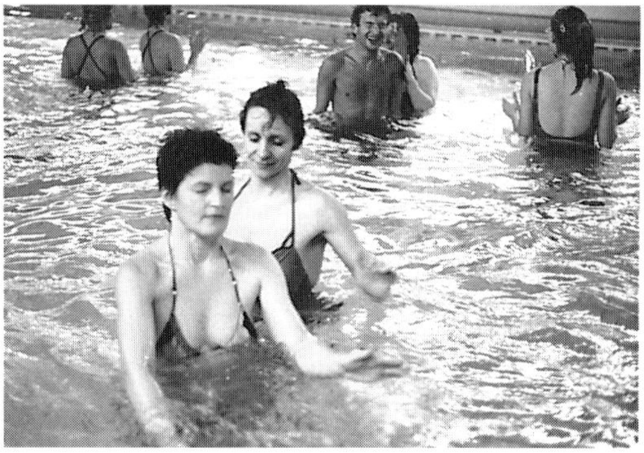

Foto 32 △

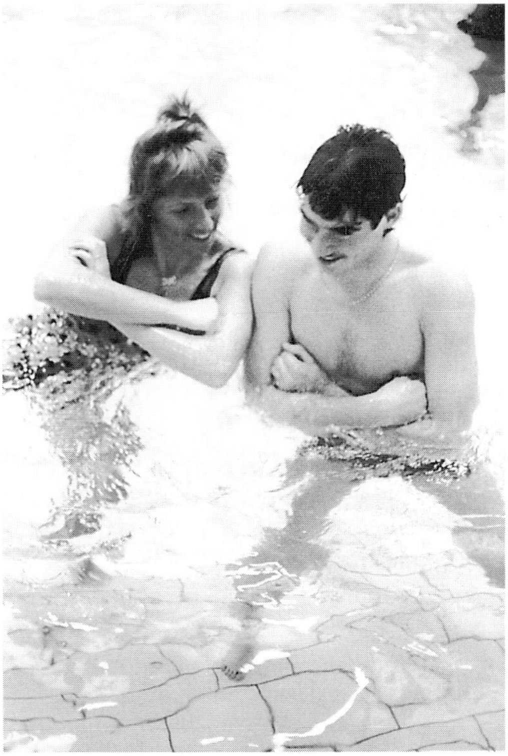

Foto 33 △

▽ Foto 34

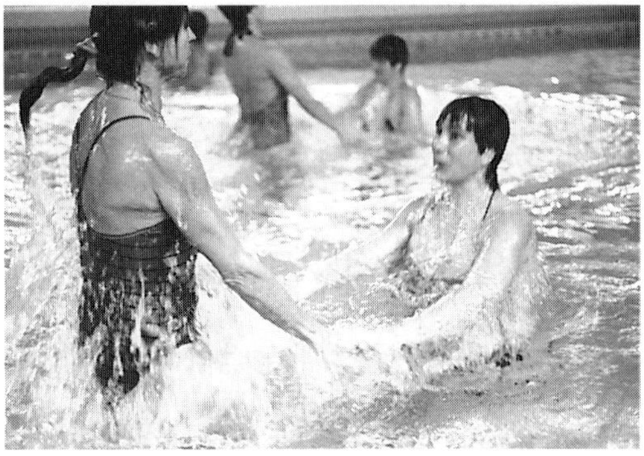

14. Den Partner an die Hand nehmen, gemeinsam laufen und versuchen, den anderen „Zweiergespannen" auszuweichen *(Foto 35)*.

Variation: Rückwärts laufen, Tempowechsel.

Ziel: Kommunikation.

Hinweis: Durch solche Formen wird Rücksichtnahme geschult. Auf geraden Rücken achten.

15. Die Partner stehen mit dem Gesicht zueinander. Jeder legt seine Hände auf die Schultern des Partners. Gleichzeitiges Rumpfvorbeugen mit leichtem, behutsamem Nachfedern.

Ziel: Mobilisation Schultergelenk.

Hinweis: Kopf in Verlängerung der Wirbelsäule halten.

16. „Schubkarrenfahren", d. h. einer liegt im flachen Wasser auf dem Bauch, der andere umfaßt die Füße. Der Liegende bewegt sich mit Hilfe seiner Arme.

Ziel: Motivation.

Hinweis: Nur im flachen Wasser und mit Jugendlichen ausführen.

17. Die Partner stehen gegeneinander, fassen sich mit den Händen und versuchen, den Partner wegzuziehen.

Ziel: Motivation.

Hinweis: Übung nicht ruckhaft ausführen.

18. Die Partner stehen sich gegenüber, stemmen ihre Handflächen aneinander und versuchen, den anderen wegzuschieben.

Foto 35 ▽

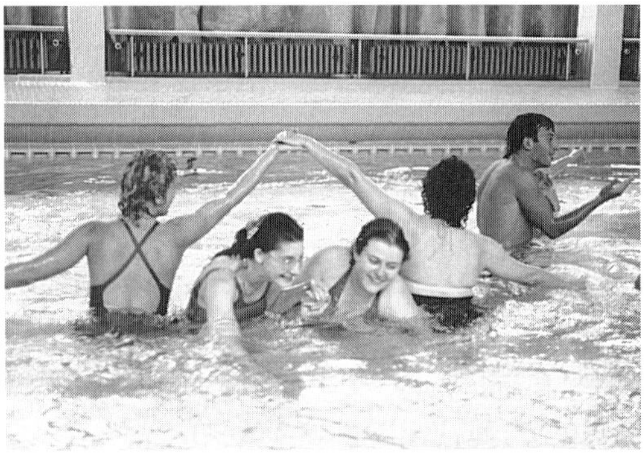

Ziel: Kräftigung Arm-, Brust- und Schultermuskulatur.

Hinweis: Die Hände befinden sich im Wasser.

19. Hintereinanderstehen, der Hintermann legt die Hände auf die Schultern des anderen und versucht, diesen wegzuschieben. Der Vordermann versucht Widerstand zu leisten *(Foto 36)*.

Ziel: Kräftigung Schultergürtel, Körpergefühl.

Hinweis: Da die Standfestigkeit beeinträchtigt ist, sollte der Vordermann nicht zuviel Widerstand leisten.

20. Gegenüberstehen, die Hände über Kreuz fassen und wechselseitig rechts und links ziehen. Mit dem Rumpf die Drehbewegung unterstützen.

Ziel: Mobilisation Wirbelsäule.

Hinweis: Bei Problemen im Rückenbereich die Übung langsam und behutsam ausführen.

21. Rücken an Rücken aufstellen. Jeweils die andere Hand des Partners fassen. Gleichzeitiges Heben und Absenken der Arme.

Ziel: Mobilisation Schultergürtel.

Hinweis: Nicht zu sehr ins Hohlkreuz ausweichen.

22. Nebeneinanderstehen und den Arm über die Schulter des Partners legen. Gleichzeitig das jeweils äußere Bein seitlich hochschwingen *(Foto 37)*.

Foto 36 ▽

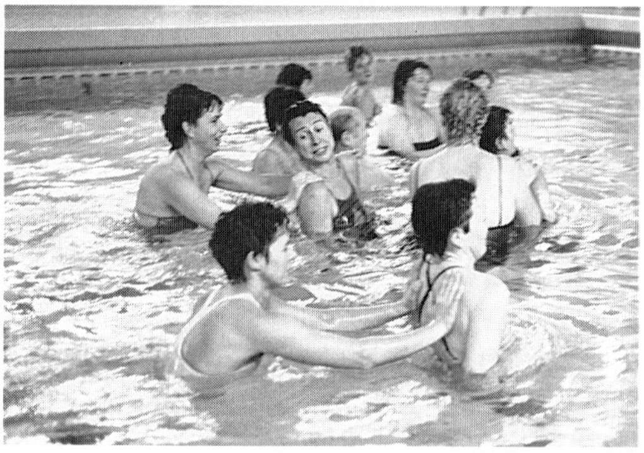

Ziel: Kräftigung Abduktoren. Seitabspreizer des Oberschenkels.

Hinweis: Diese Übung ist ebenfalls sehr gut an der Beckenwand möglich.

23. „Kosakentanz", die Partner stehen sich mit Handfassung gegenüber. In die Knie gehen und gleichzeitig einmal das linke Bein vorstrecken, das andere Mal das rechte Bein.

Ziel: Motivation, Kräftigung Beinmuskulatur, Herz-Kreislauf-Training.

Hinweis: Mit einem leichten Wippen ist die Übung einfacher durchzuführen.

24. Einer liegt in Rückenlage auf dem Wasser, der andere faßt mit den Händen unter den Schulterblättern und zieht den Liegenden durchs Wasser *(Foto 38)*.

Variation: An den Füßen durchs Wasser schieben.

Ziel: Vertrauen entwickeln, Entspannen, Streckung der Wirbelsäule.

Hinweis: Ängstliche sollen den Kopf leicht anheben, indem sie das Kinn zur Brust ziehen.

25. Einer liegt in Bauchlage auf dem Wasser und streckt seine Arme nach vorne. Der andere faßt die Hände und zieht ihn durchs Wasser. Der Kopf kann leicht angehoben werden.

Ziel: Gefühl für Auftrieb und Wasserwiderstand, Streckung.

Hinweis: Diese Form ist für ältere Teilnehmer weniger gut geeignet, da sie leicht ein Ausweichen ins „Hohlkreuz" provoziert. Auf entsprechende Atmung achten.

Foto 37 ▽

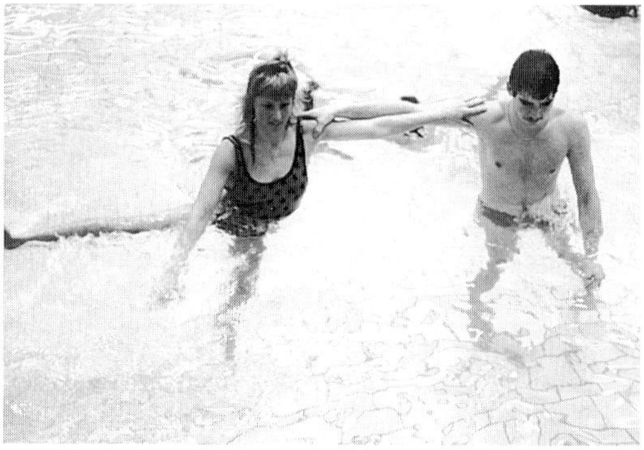

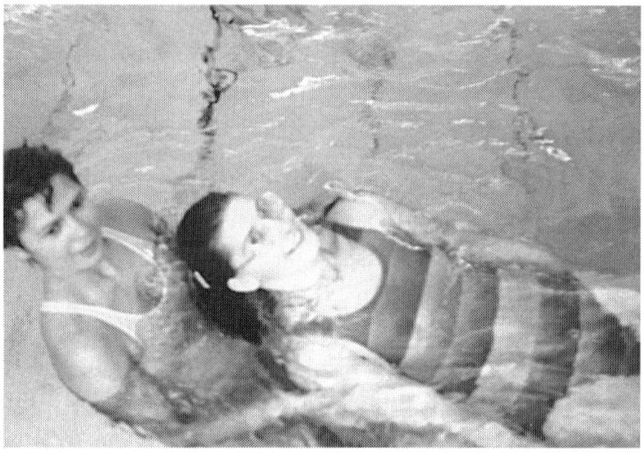

Foto 38 △

Übungen in der Gruppe

1. Kreisaufstellung (Innenstirnkreis) mit Handfassung. Rechts und links im Kreis herumlaufen.

Variation: Tempowechsel.

Ziel: Allgemeine Erwärmung, Kommunikation, Motivation.

Hinweis: Kreisformen eignen sich sehr gut zum Stundenabschluß.

2. Kreisaufstellung mit Handfassung. Nach vorne in die Mitte zusammenlaufen, dabei die Hände nach oben führen. Anschließend wieder soweit auseinander, bis die Arme gespannt sind *(Foto 39)*.

Ziel: Allgemeine Erwärmung, Motivation, Kommunikation.

Hinweis: Gut in Kombination mit Musik.

Foto 39 ▽

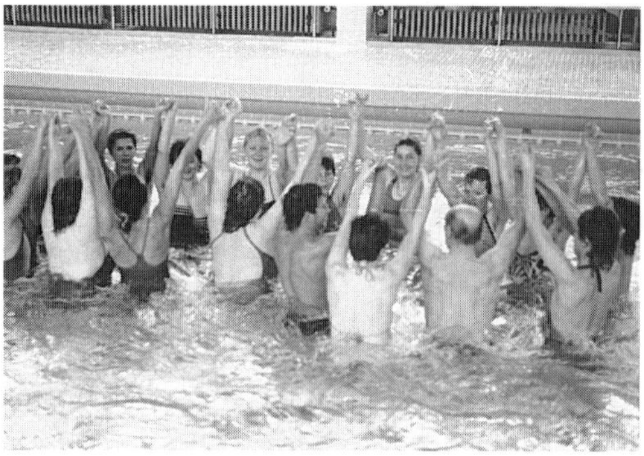

3. Kreisaufstellung mit Handfassung. Rhythmisch den Körper nach rechts und links schwingen.

Variation: Vor- und zurückschwingen.

Ziel: Gleichgewichtsschulung.

Hinweis: Eine schöne Übung für ältere Teilnehmer.

4. Kreis mit Blick nach außen, beim Nachbarn einhaken. Wie eine „Amöbe“ im Becken fortbewegen.

Ziel: Allgemeine Erwärmung, Spaß, Kennenlernen.

Hinweis: Gut geeignet für Gruppen ab 10 Personen.

5. Kreisaufstellung mit einem Abstand von je einer Armlänge nach rechts und links. „Lebender Slalom“, d. h. ein Teilnehmer beginnt im Slalom um alle vorderen Personen zu laufen. Hat er alle umlaufen, stellt er sich vorne wieder auf. Die nächste Person beginnt immer, wenn der Vordermann vier Personen umrundet hat.

Ziel: Motivation, Herz-Kreislauf-Training.

Hinweis: Der Startläufer wird vor Beginn der Spielform bestimmt.

6. In der Kreisaufstellung mit Schlußsprüngen nach rechts und links hüpfen.

Variation: Vor und zurück, in der Hocke.

Ziel: Kräftigung Beinmuskulatur.

Hinweis: Gut für viele Variationen geeignet.

7. Innenstirnkreis, das jeweils rechte Bein ist über die gefaßten Hände von außen her eingehängt. Hüpfen auf dem linken Bein, dabei im Kreis drehen.

Ziel: Mobilisation Hüftgelenk, Kräftigung Beinmuskulatur.

Hinweis: Für Seniorengruppen nur bedingt geeignet.

8. Innenstirnkreis, Hände fassen. Das rechte gestreckte Bein nach vorne und hinten schwingen. Dasselbe mit dem linken Bein.

Variation: Kleine Schwungamplitude – schnelle Ausführung.

Ziel: Kräftigung Hüftmuskulatur.

Hinweis: Die Bewegung wird aus der Hüfte eingeleitet.

9. Kreisaufstellung, Handfassung. Abzählen lassen nach Zweiernummern. Alle mit Nummer eins legen sich auf den Bauch und strampeln kräftig ins Wasser. Jetzt alle mit Nummer zwei.

Variation: In der Rückenlage strampeln *(Foto 40).*

Ziel: Motivation, Kräftigung Beinmuskulatur.

Hinweis: Diese Übungsform läßt sich gut als Wettbewerb ausführen. „Welche Gruppe strampelt stärker?“

10. Kreisaufstellung, zu zweien abzählen. Alle Einser geben sich die Hände, die Zweier setzen sich darauf und halten sich am Nacken des Tragenden fest. Der Kreis bewegt sich nach rechts.

Ziel: Motivation.

Hinweis: Diese Form ist besonders reizvoll für gemischte Gruppen mit Kindern, die sich auf die Hände der Eltern setzen.

11. Hintereinander aufstellen, die Hände dem Vordermann auf die Schultern legen und nach vorne hüpfen *(Foto 41).*

Foto 40 ▽

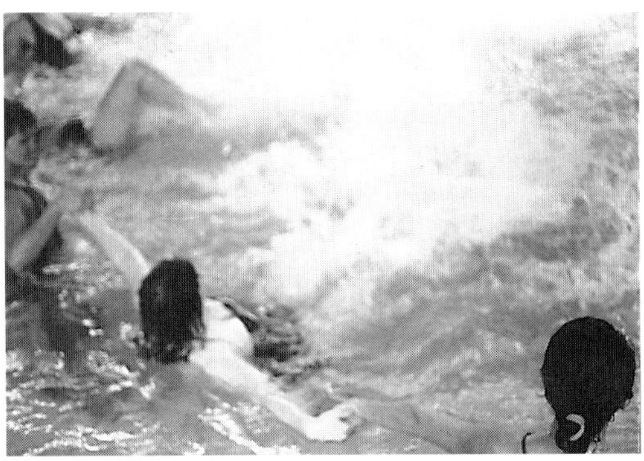

Foto 41 ▽

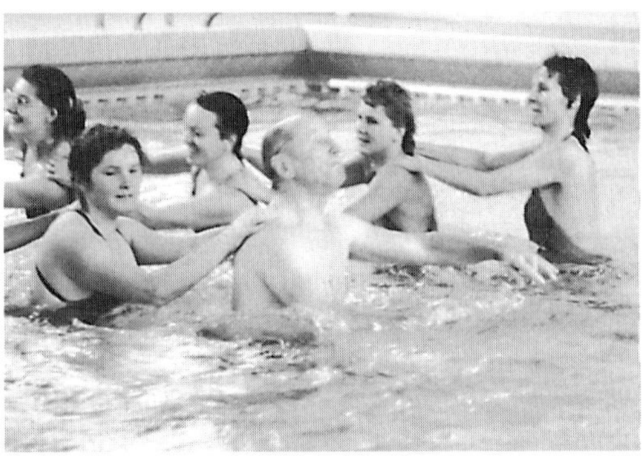

Variation: Dabei tief und hoch gehen, in der Hocke hüpfen.

Ziel: Kommunikation, Rhythmusgefühl schulen.

Hinweis: Bei gemischten Gruppen nicht ins tiefere Wasser hüpfen lassen.

12. Aufstellen wie bei 11. und zur Form einer Schnecke ineinanderhüpfen. Sind alle ganz eng beieinander, versucht der Kopf der Schnecke, alles wieder aufzulösen, indem er sich dreht und durch die Gänge nach außen hüpft *(Foto 42)*.

Ziel: Motivation.

Hinweis: Die „Schnecke" kann auch mit einer Kette ausgeführt werden, in der sich die Personen an der Hand halten.

13. In Vierergruppen fassen und kreuz und quer durcheinanderlaufen. Begegnet man einer anderen Gruppe, die Arme nach oben nehmen und einen „Tunnel" bauen, so daß die andere Gruppe durchschlüpfen kann. Oberkörper beim Durchschlüpfen gerade halten.

Ziel: Reaktionsschulung.

Hinweis: Gut für die Einleitung einer Wassergymnastik zu verwenden.

14. Innenstirnkreis mit Handfassung, zu zweien abzählen. Alle mit Nummer eins legen sich auf den Rücken und schließen die Augen, die Zweier gehen im Kreis *(Foto 43)*.

Variation: Nach einigen Runden Handfassung lösen. Alle mit Nummer eins lassen sich treiben.

Ziel: Entspannung.

Foto 42 ▽

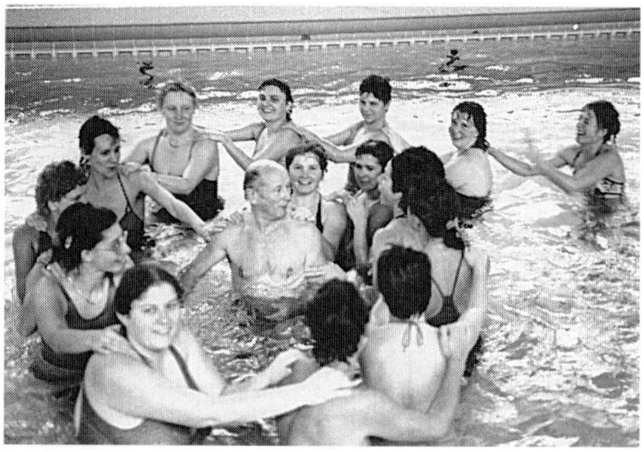

Hinweis: Wichtig bei dieser Übung ist, sich voll zu entspannen und den Haltenden zu vertrauen. Unterstützen kann man von außen die Entspannung durch entsprechende Zurede, z. B. „Stellen Sie sich vor, Sie lägen im warmen Meer ...".

Spielerische Laufformen

1. Kreuz und quer durcheinanderlaufen. Jedem, der entgegenkommt, die Hand geben und begrüßen.

Ziel: Erwärmung zu Stundenbeginn, Kennenlernen.

Hinweis: Als Erweiterung sich jeweils von einer zur anderen Person hangeln.

2. Im Rhythmus der Musik durcheinanderlaufen. Bei Pfiff eine schnelle Drehung ausführen und weiterlaufen.

Variation: Nach oben springen.

Ziel: Allgemeine Erwärmung.

Hinweis: Lockere Laufmusik benutzen.

3. Im Rhythmus der Musik laufen und in die Hände klatschen.

Variation: Tempo und Lautstärke wechseln.

Ziel: Schulung des Rhythmusgefühls.

Hinweis: Musik muß entsprechende Lautstärke haben.

Foto 43 ▽

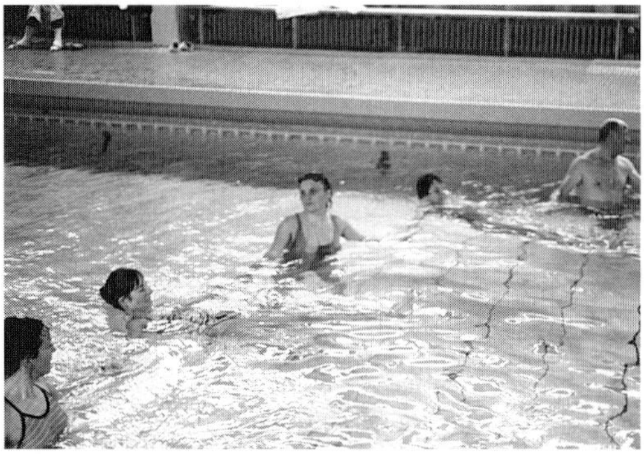

4. Durcheinanderlaufen. Wenn die Musik stoppt, müssen alle wie versteinert stehenbleiben.

Ziel: Steigerung der Reaktionsfähigkeit.

Hinweis: Wird ein Mikrofon benutzt, bitte auf Rückkopplung achten, evtl. einen Helfer benutzen oder das Mikrofon ausschalten.

5. Kreuz und quer traben. Wenn die Musik stoppt, im „Sprint" auf der Stelle laufen. Wird die Musik fortgesetzt, locker weitertraben.

Ziel: Reaktionsfähigkeit schulen, allgemeine Erwärmung.

Hinweis: Bei weniger gut Trainierten die Musik nur kurz stoppen.

6. Locker im Rhythmus der Musik traben. Auf ein Kommando, z. B. Pfiff, einen schnellen Richtungswechsel vornehmen.

Ziel: Reaktionsschulung.

Hinweis: Klare Zeichen, z. B. einen Pfiff verwenden.

7. 1–2–3. Während des Durcheinanderlaufens stoppt die Musik, und der Übungsleiter ruft eine Nummer. Bei der Nummer 1 müssen alle an den Beckenrad laufen und nach außen spritzen. Wird eine 2 gerufen, legen sich alle schnell zur Entspannung auf den Rücken. Ist die 3 angesagt, kurz unter Wasser tauchen. Wird die Musik fortgesetzt, laufen alle wieder locker weiter.

Ziel: Motivation, Reaktionsschulung.

Hinweis: Klare Ansagen und beim Tauchen die Musikunterbrechung kurz wählen. Bei einer Seniorengruppe sollte eine andere Aufgabenstellung gewählt werden.

8. Während des Laufens versuchen, einem anderen Teilnehmer einen leichten Klaps auf das Gesäß zu geben. Selbst versuchen, den Berührungen der anderen auszuweichen.

Ziel: Motivation, Reaktionsschulung.

Hinweis: Bei jungen Teilnehmern ist die Gefahr gegeben, daß diese zu fest zuschlagen.

9. Kreuz und quer laufen. Stoppt die Musik, schnell einen Partner suchen und ihn – solange die Musik nicht zu hören ist – ausfragen. Sobald die Musik angeht, wieder weiterlaufen.

Ziel: Kommunikation, Kennenlernen.

Hinweis: Zum Schluß des Spieles überprüfen, ob jeder den Namen des ersten Partners noch behalten hat.

10. In Vierer-, Fünfer- oder Sechsergruppen durcheinanderlaufen. Stoppt die Musik, schließen alle die Augen, und jede Gruppe stellt sich der Größe nach auf.

Variation: Anfangsbuchstaben des Namens, Schuhgröße usw.

Ziel: Motivation, Kommunikation, Kennenlernen.

Hinweis: Diese Form kann in vielfältiger Weise variiert werden. Phantasie spielen lassen und ausprobieren.

11. „Strudel": Alle Teilnehmer laufen hintereinander in eine Richtung am Beckenrand entlang. Nach und nach wird das Lauftempo gesteigert. Zum Schluß wird in vollem Tempo gelaufen. Durch das Laufen baut sich ein „Strudel" auf, welcher immer stärker wird. Anschließend legen sich die Teilnehmer auf den Rücken und lassen sich durch den Strudel treiben.

Ziel: Herz-Kreislauf-Training.

Hinweis: Da es sich um eine starke Belastung handelt, dürfen die Teilnehmer nur so schnell laufen, wie sie es verkraften – Überanstrengung vermeiden.

IX.
Wassergymnastik mit Handgeräten – Praxis

Übungen mit dem Stab
Übungen mit dem Ball
(Luftballon, Wasserball, Plastikball)
Übungen mit dem Schwimmbrett
Übungen mit dem Schleuderhorn (Kunststoffschlauch)
Übungen mit dem Seil und der Zauberschnur

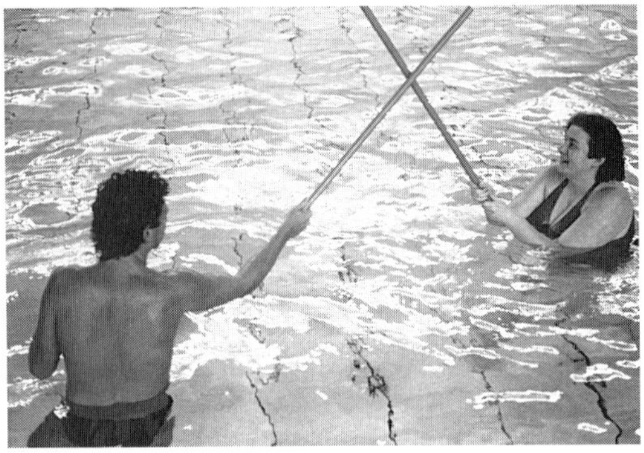

Foto 44 △

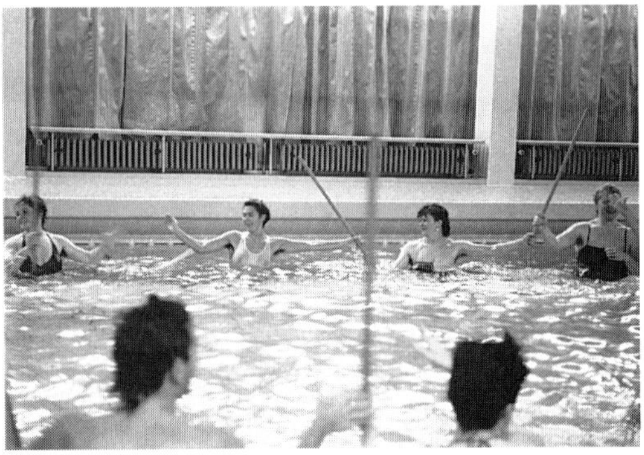

Foto 45 △

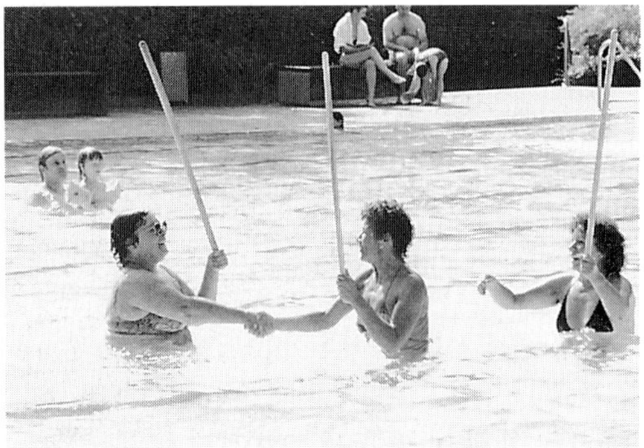

Foto 46 △

▽ Foto 47

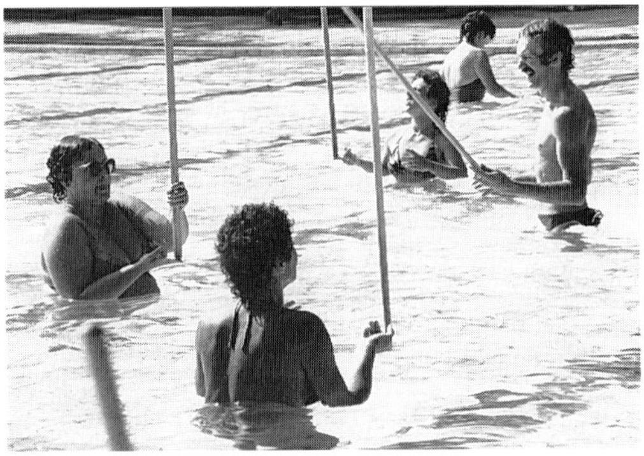

Übungen mit dem Stab

1. Mit dem Stab kreuz und quer laufen. Einen Partner suchen, den Stab nach oben halten und wie Ritter den Stab viermal gegeneinanderschlagen *(Foto 44)*.

Variation: Dasselbe mit waagerecht gehaltenen Stäben.

Ziel: Spaß.

Hinweis: Den Hinweis geben, daß mit dem Stab nicht zu weit ausgeholt werden sollte – sonst Verletzungsgefahr.

2. In Kreisaufstellung halten alle Teilnehmer den Stab in der rechten Hand. Im Rhythmus der Musik den Stab nach rechts weitergeben und den Stab vom linken Nebenmann fassen *(Foto 45)*.

Ziel: Schnelligkeit, Spaß, Geschicklichkeit.

Hinweis: Einfacher geht's, wenn man mit dem Kopf dorthin schaut, woher der Stab kommt.

3. Den Stab in der linken Hand halten. Jedem, der vorbeikommt, die Hand reichen und sich durch Ziehen „entlangschlängeln" *(Foto 46)*.

Ziel: Allgemeine Erwärmung.

Hinweis: Im Rhythmus der Musik bleiben.

4. Den Stab senkrecht auf dem Zeigefinger balancieren *(Foto 47)*.

Variation: Handwechsel, auf dem Zeigefinger, horizontal auf Fingern, Kopf usw.

Ziel: Geschicklichkeit.

Hinweis: Wird dabei Musik verwendet, kann im Rhythmus der Musik gegangen werden. Vorsicht vor fallenden Stäben.

5. Den Stab von unten mit beiden Händen außen fassen und nach oben werfen *(Foto 48)*.

Variation: Von oben fassen, mit einer Hand werfen, Tempowechsel.

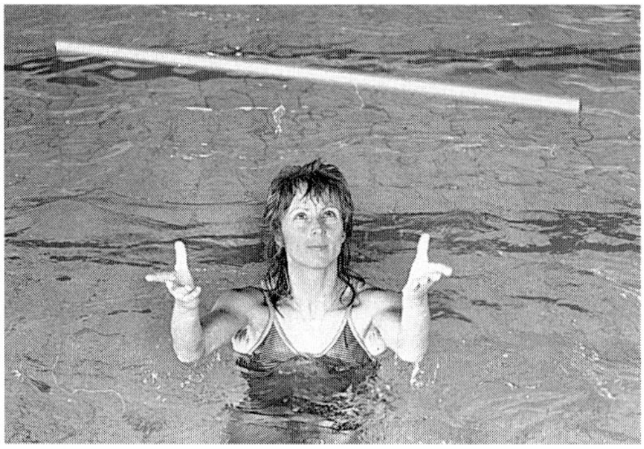

Foto 48 △

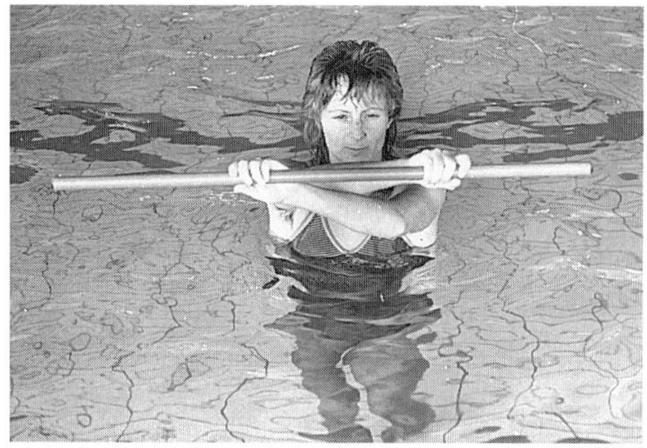

Foto 49 △

Ziel: Geschicklichkeit, Kräftigung Arm-, Schulter- und Brustmuskulatur.

Hinweis: Den Stab zu Beginn nicht zu hoch werfen.

6. Stab von unten fassend mit beiden Händen hochwerfen und beim Auffangen von oben greifen und umgekehrt.

Variation: Einhändig, Tempowechsel.

Ziel: Geschicklichkeit.

Hinweis: Ein schnelles Wechseln erfordert Übung und kräftigt die Armmuskulatur.

7. Stab von oben greifen, hochwerfen und über Kreuz wieder fangen. Über Kreuz hochwerfen und normal wieder fangen *(Foto 49)*.

Ziel: Geschicklichkeit, Koordination.

Hinweis: Die Hände immer weiter übergreifen, aber trotzdem im Rhythmus bleiben.

8. Stab beim Laufen von der rechten in die linke Hand werfen und umgekehrt *(Foto 50)*.

Variation: Tempowechsel, Wurflänge.

Ziel: Geschicklichkeit, allgemeine Erwärmung.

Hinweis: Das Laufen wie auch das Werfen erfolgt im Rhythmus der Musik.

9. Den Stab zwischen den Fingern einer Hand kreisen lassen *(Foto 51)*.

Ziel: Geschicklichkeit.

Hinweis: Jungen Leuten macht diese Übung sehr viel Spaß, aber vor allem für Senioren ist sie wichtig.

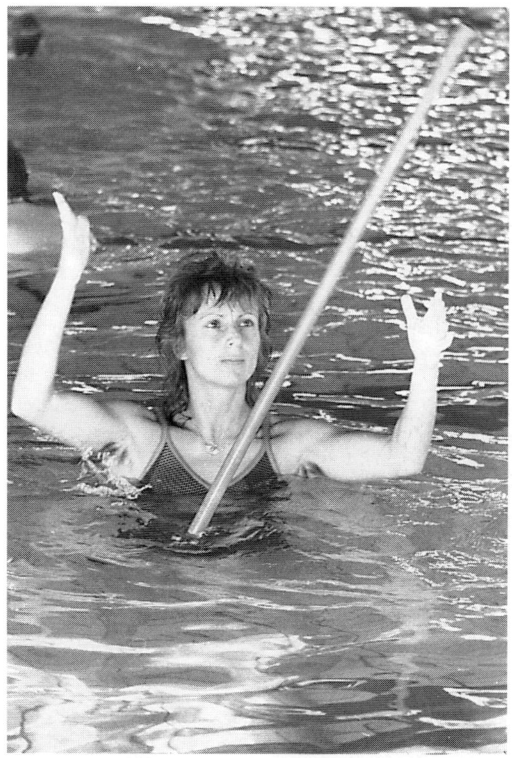

Foto 50 △

▽ Foto 51

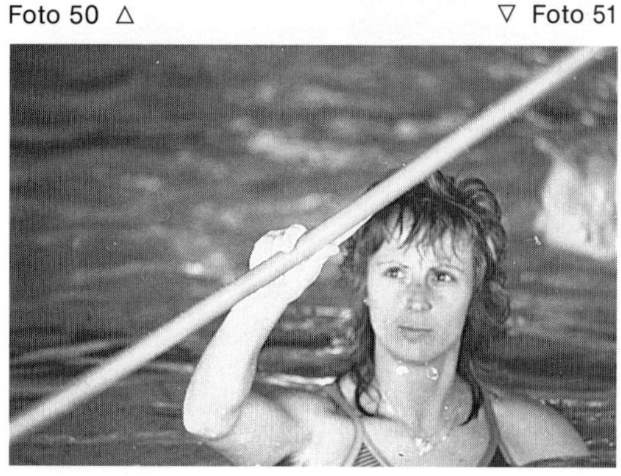

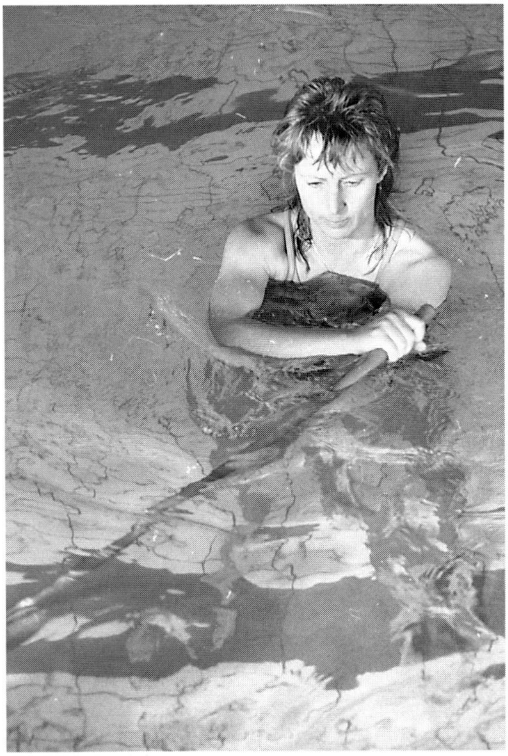

Foto 52 △ ▽ Foto 53

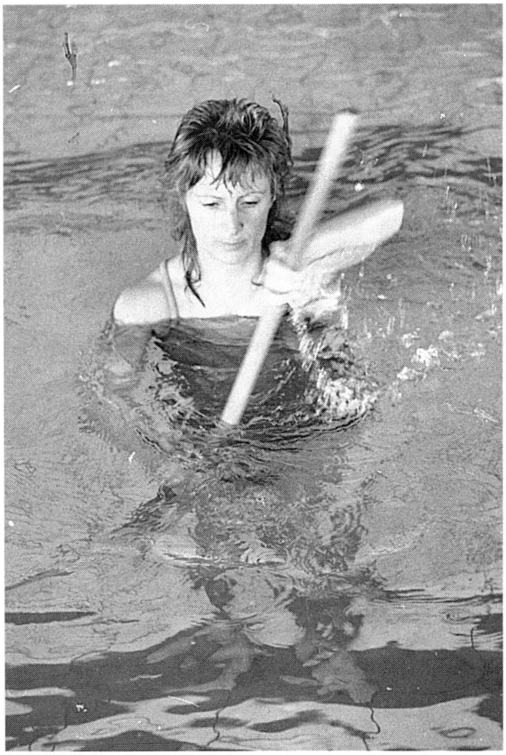

10. Den Stab an einem Ende fassen, den übrigen Teil ins Wasser tauchen und in großen Kreisen durchs Wasser führen („Kuchen rühren", *Foto 52)*.

Variation: Kleine Radien und schnelles Tempo.

Ziel: Spaß, Kräftigung der Arm- und Schultermuskulatur.

Hinweis: Der Widerstand kann durch Herausziehen des Stabes verändert werden.

11. Den Stab horizontal halten und in der Mitte fassen. Wie ein „Kanute" rechts und links durchs Wasser paddeln *(Foto 53)*.

Ziel: Kräftigung Armmuskulatur, Beweglichmachung Handgelenk.

Hinweis: Die jeweilige Stabhälfte ganz ins Wasser tauchen.

12. Den Stab auf den gestreckten Armen auf- und abrollen lassen *(Foto 54)*.

Ziel: Geschicklichkeit.

Hinweis: Beim Zurückrollen den Kopf etwas zurücknehmen, damit der Stab nicht gegen den Kehlkopf schlägt.

13. Den Stab vor dem Körper halten und wie ein „Autolenkrad" drehen.

Variation: Über dem Kopf drehen.

Ziel: Spaß, Mobilisation Schultergelenk.

Hinweis: Wird die Übung im Wasser durchgeführt, erhält man ebenfalls eine Kräftigung der Schulter- und Brustmuskulatur.

14. Den Stab im Wasser horizontal im Rhythmus der Musik nach vorne und hinten bewegen. Dasselbe nach unten und zur Seite.

Foto 54 ▽

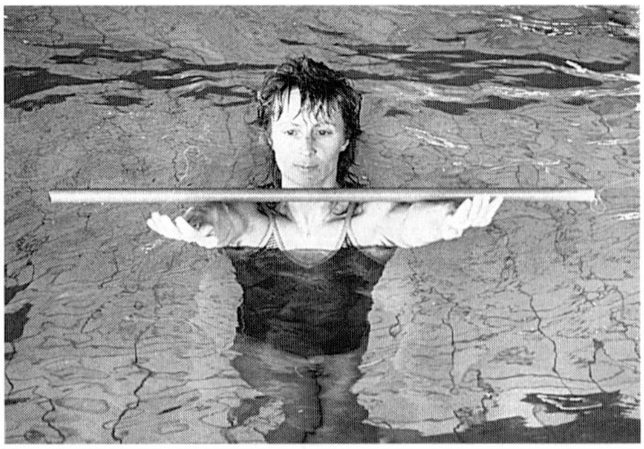

Variation: Außerhalb des Wassers, Tempowechsel.

Ziel: Kräftigung Arm-, Brust- und Schultermuskulatur.

Hinweis: Diese Übung außerhalb des Wassers kann gut zu Beginn der Stunde beim Laufen ausgeführt werden.

15. Den Stab zwischen den Daumen halten, die Handflächen hochstellen und das Wasser mit Handflächen und Stab nach vorne wegspritzen *(Foto 55)*.

Ziel: Spaß, Schulung Rhythmusgefühl.

Hinweis: Spritzübungen zwischendurch erhöhen den Spaß der Wassergymnastik bei jung und alt.

16. Den Stab an einem Ende fassen und wie ein Indianer links neben dem Körper von vorne nach hinten durchs Wasser paddeln und beim Zurückgehen über dem Wasser nach vorne führen *(Foto 56)*.

Variation: Seitenwechsel, rechts und links.

Ziel: Verbesserung der Beweglichkeit des Schultergelenkes, Kräftigung Schulter.

Hinweis: Gut geeignet im Anschluß an eine Kräftigungsübung.

17. Den Stab mit einer Hand vor dem Körper ins Wasser stoßen und mit der anderen Hand wieder auffangen *(Foto 57)*.

Ziel: Reaktionsschulung, Spaß.

Hinweis: Die Übung nicht zu nah am Körper ausführen, da man sonst vom Stab getroffen werden könnte.

18. Den Stab vor den Körper legen, die Hände klatschen im Rhythmus der Musik. Jetzt den Stab mit dem Körper im Slalom zwischen den Teilnehmern hindurchtreiben.

Foto 55 ▽

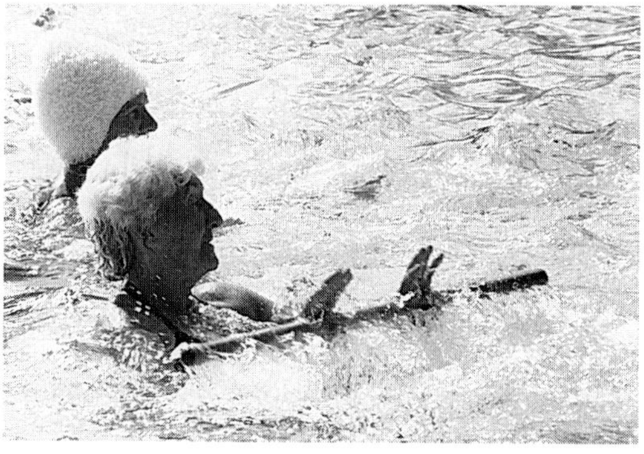

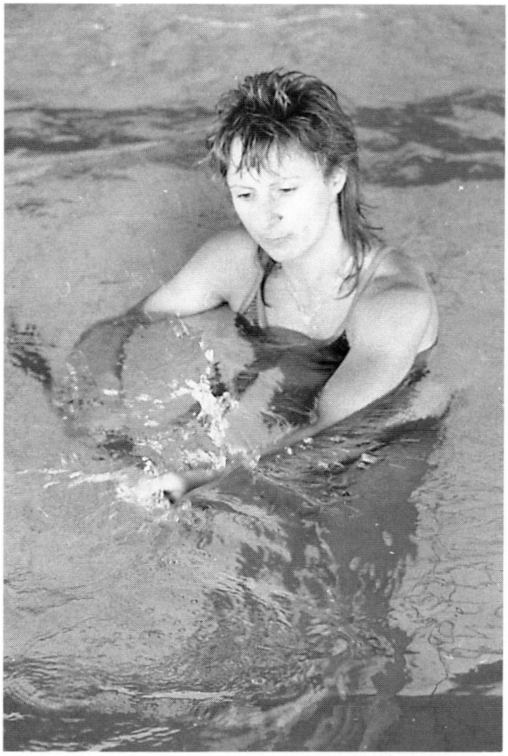

Foto 56 △

▽ Foto 57

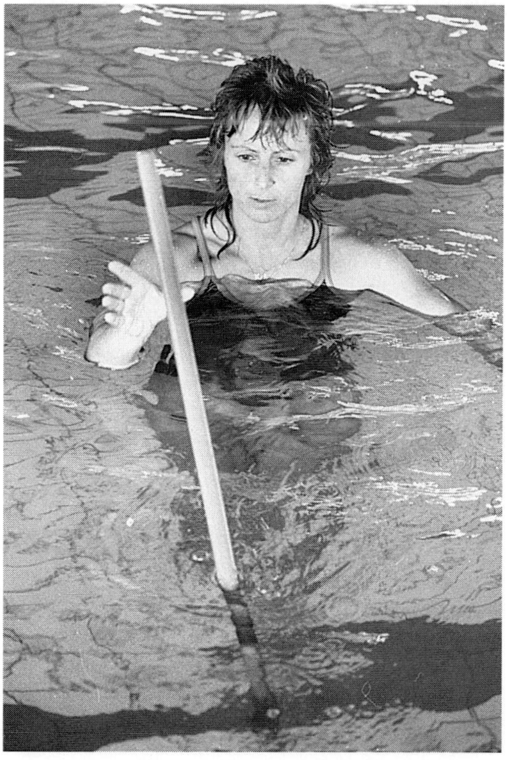

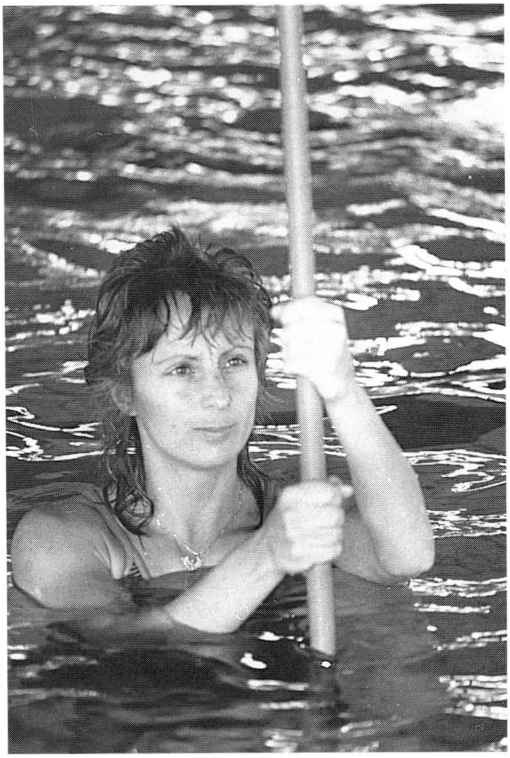

Foto 58 △ ▽ Foto 59

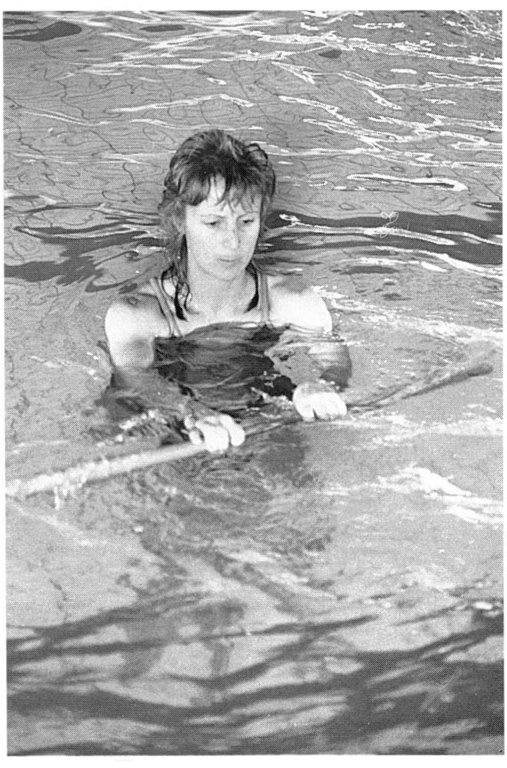

Ziel: Motivation, Rhythmusgefühl, Geschicklichkeit, Herz-Kreislauf-Training.

Hinweis: Teilnehmer enger zusammenholen, das erhöht die Effektivität der Übung.

19. Stab mit gestreckten Armen senkrecht nach vorne halten und unten fassen. Nacheinander eine Hand über die andere greifen und den Stab „hochlaufen", danach wieder hinunter *(Foto 58)*.

Ziel: Kräftigung der Armmuskulatur.

Hinweis: Eine Streckung der Arme intensiviert die Übung.

20. Den Stab in der Mitte fassen und waagerecht ins Wasser tauchen. Im Wasser drehen *(Foto 59)*.

Variation: In der senkrechten Position drehen.

Ziel: Kräftigung Brust- und Schultermuskulatur.

Hinweis: Durch Tempowechsel wird eine Verstärkung erreicht.

21. „Lassowerfen"; im Grätschstand den Stab waagerecht vor den Körper halten und in den Knien wippen („durch die Prärie reiten"). Vom Boden abfedern („galoppieren") und den Stab mit der rechten Hand über dem Kopf kreisen lassen *(Foto 60)*.

Ziel: Koordination, Kräftigung Beinmuskulatur.

Hinweis: Beim Kreisen auf ausreichenden Abstand zum Nachbarn achten. Wenn die Teilnehmer den Stab nicht richtig festhalten, kann er aus der Hand rutschen. Deshalb diese Übung nur bei ausreichendem Platz ausführen lassen.

22. Mit beiden Händen den Stab fest an einem Ende fassen und im Rhythmus der Musik nach vorne aufs Wasser schlagen.

Variation: Kleine und große Ausholbewegung, verschiedenes Tempo.

Ziel: Spaß, Abreagieren, Schulung Rhythmusgefühl.

Hinweis: Auf nicht zu übermütiges Schlagen hinweisen und den Stab festhalten lassen.

23. Den waagerechten Stab außen fassen, jetzt im Wechsel den Stab rechts und links aufs Wasser schlagen.

Ziel: Spaß.

Hinweis: Auch hier auf genügend Abstand zum Nachbarn achten.

24. Den Stab jeweils am Ende fassen und mit den Fingern nach vorne drehen.

Variation: Nach hinten, Tempowechsel.

Ziel: Geschicklichkeit.

Hinweis: Mit gestreckten Armen wird die Wirkung der Übung zusätzlich verstärkt.

25. Den Stab waagerecht halten und mit beiden Händen in der Mitte fassen, abwechselnd rechtes und linkes Handgelenk nach vorne drehen und dabei den Stab vorwärts rollen *(Foto 61)*.

Variation: Rückwärts, Tempowechsel, im Wasser.

Ziel: Mobilisation Handgelenk, Kräftigung Unterarmmuskulatur.

Hinweis: Bei gestreckten Armen erfolgt gleichzeitig eine statische Kräftigung der Brust- und Schultermuskulatur.

26. Den Stab außen halten und locker rechts und links neben dem Körper aufs Wasser schlagen.

Ziel: Lockerung.

Hinweis: Diese oder ähnliche Übungen sollten immer nach Kräftigungsübungen folgen.

27. Den Stab horizontal halten und mit den Handflächen von außen dagegen drücken. Spannung halten, danach entspannen *(Foto 62)*. Anschließend Stab nach außen ziehen.

Ziel: Kräftigung der Arm- und Brust- und Aufrichtemuskulatur.

Hinweis: Die Spannung bei dieser statischen (isometrischen) Übung ca. 10 Sekunden halten. Gleichmäßig atmen.

28. Den Stab von unten fassen und im Wechsel die Ellbogen beugen und strecken, d. h. den Stab wie eine Hantel zur Schulter führen *(Foto 63)*.

Ziel: Kräftigung Armmuskulatur.

Hinweis: Diese Übung kann ebenfalls gut beim Laufen zu Beginn einer Stunde durchgeführt werden.

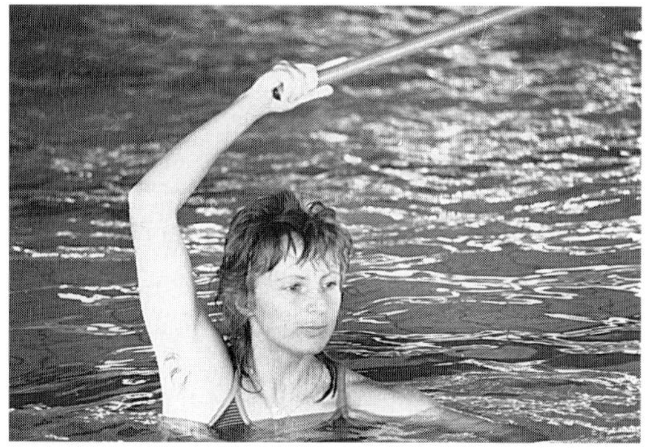

Foto 60 △

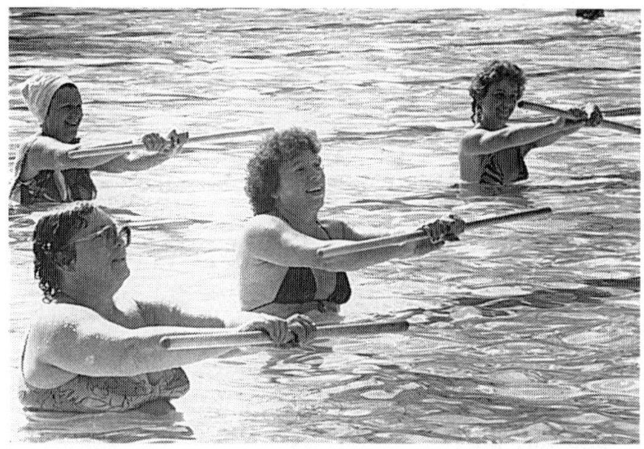

Foto 61 △

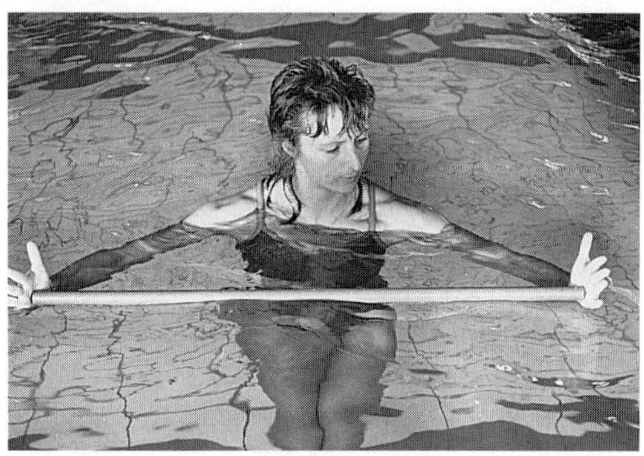

Foto 62 △

▽ Foto 63

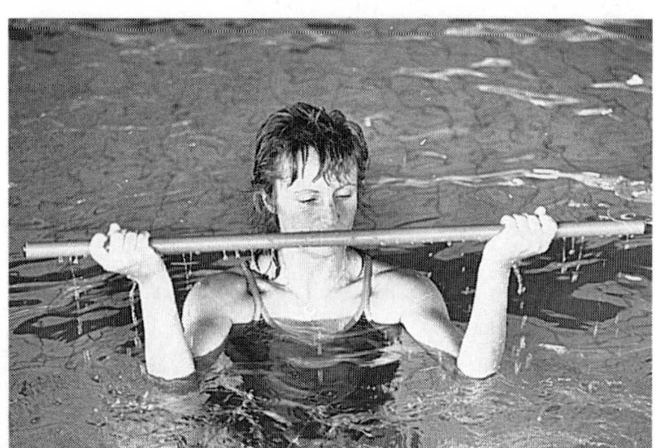

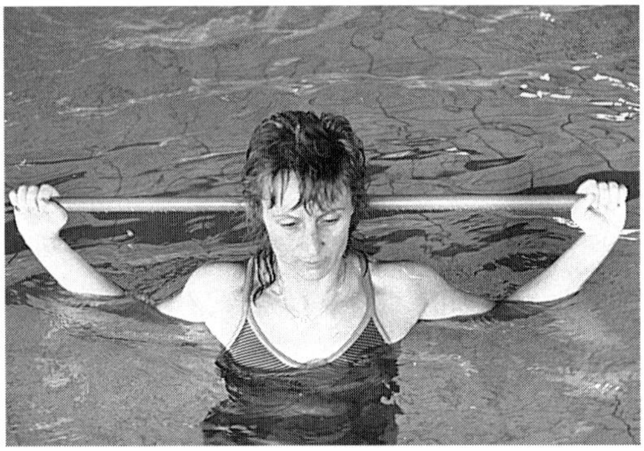

Foto 64 △

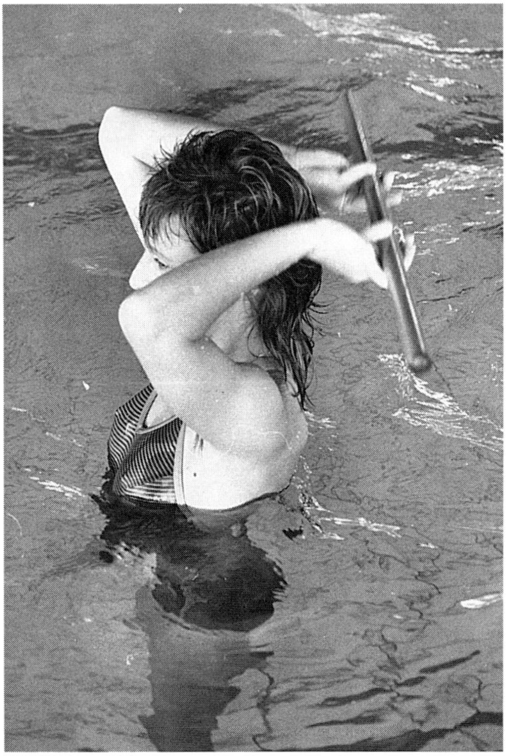

Foto 65 △

▽ Foto 66

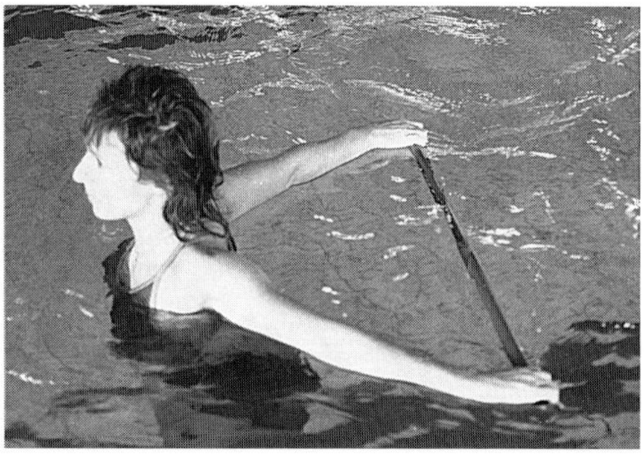

29. Den Stab fassen und die Arme nach oben strecken. Den Stab bis vor den Kopf führen und anschließend wieder strecken.

Variation: Hinter den Kopf senken, im Wechsel vor und hinter dem Kopf *(Foto 64).*

Ziel: Kräftigung Schultergürtelmuskulatur, Mobilisation Schultergelenk.

Hinweis: Eine Steigerung läßt sich durch Tempowechsel erreichen.

30. Den Stab von oben fassen und die Arme nach oben strecken. In den Ellbogen beugen und den Stab nach hinten zum Nacken führen. Danach wieder strecken *(Foto 65).*

Ziel: Kräftigung Arm- und Schultermuskulatur.

Hinweis: Die Ellbogen sollen neben dem Kopf ruhig gehalten werden, damit die Bewegung exakt ausgeführt werden kann.

31. Den Stab horizontal mit Handfassung außen halten. Unter Wasser den Rumpf und die Arme gegen den Wasserwiderstand nach rechts und links drehen.

Variation: Dasselbe auf der Wasseroberfläche, diesmal „so stark spritzen, wie es nur geht".

Ziel: Mobilisation Wirbelsäule, Kräftigung Rumpfmuskulatur.

Hinweis: Versuchen, das Becken geradezuhalten und die Drehung soweit wie möglich auszuführen.

32. Den Stab nach oben halten und mit den gestreckten Armen behutsam nach hinten federn. Dabei mit der Hüfte nicht nach vorne ausweichen, Hohlkreuz vermeiden.

Ziel: Dehnung Brustmuskulatur.

Hinweis: Diese Übung kann auch beim Laufen durchgeführt werden.

33. Den Stab hinter dem Körper fassen und die gestreckten Arme nach oben führen.

Ziel: Mobilisation Schultergelenk *(Foto 66).*

Hinweis: Den Körper geradehalten und nicht mit der Schulter nach vorne ausweichen.

34. Über den gefaßten Stab nach vorne und nach hinten steigen *(Foto 67).*

Ziel: Beweglichkeit verbessern.

Hinweis: Zur Erleichterung kann eine Hand vom Stab gelöst werden.

35. Den Stab vor dem Körper nach rechts führen und behutsam (!) nachfedern. Dasselbe auf die andere Seite.

Ziel: Mobilisation Wirbelsäule, Dehnung Brust- und Schultermuskulatur.

Hinweis: Ein besserer Übungseffekt läßt sich bei Ausführung über Wasser erreichen.

36. Im Grätschstand den Stab nach oben halten. Rumpfbeuge seitwärts und durch Ziehen mit dem Stab die Rumpfbeuge verstärken.

Ziel: Mobilisation Wirbelsäule, Dehnung seitliche Rumpfmuskulatur.

Hinweis: Das Becken nicht mitdrehen, die Hüfte möglichst geradehalten.

37. Den Stab auf die Schulter legen und den Rumpf nach rechts und links drehen *(Foto 68)*.

Ziel: Mobilisation Wirbelsäule.

Hinweis: Die Drehbewegung langsam ausführen – ruckhafte Bewegungen vermeiden.

38. Den Stab nach oben halten und mit der Hüfte kreisen. Den Stab dabei ganz ruhig halten.

Ziel: Mobilisation Wirbelsäule.

Hinweis: Falls Beschwerden auftreten, nur bis zur Schmerzgrenze üben.

39. Im Stand den Stab beidhändig fassen und den Fuß an den waagerecht gehaltenen Stab stellen. Bein und Arm strecken, wieder anziehen. Oberkörper dabei möglichst gerade halten *(Foto 69)*.

Ziel: Dehnung Beinmuskulatur.

Hinweis: Senioren haben bei dieser Übung meist Schwierigkeiten – Übung der Gruppe anpassen. Nicht geeignet für Rückengruppen!

40. Paarweise gegenüberstehen, die Stäbe längs dem Partner reichen, so daß jeder einen Stab in der Hand hält. Jetzt wie eine Lokomotive die Arme hin- und herbewegen *(Foto 70)*.

Variation: Tempowechsel.

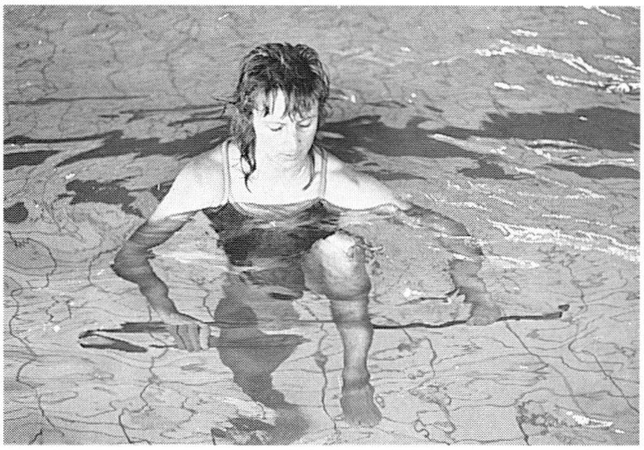

Foto 67 △

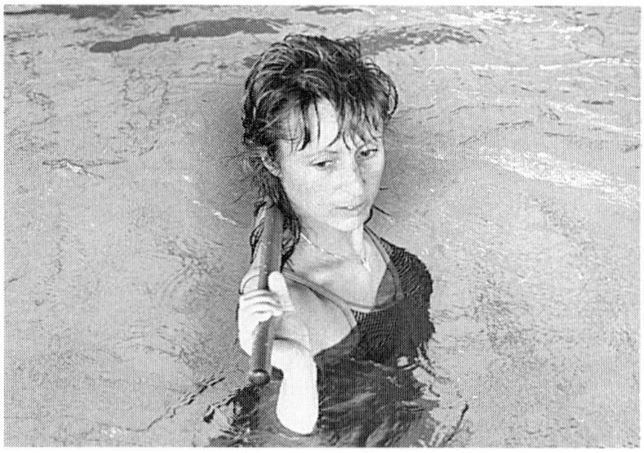

Foto 68 △

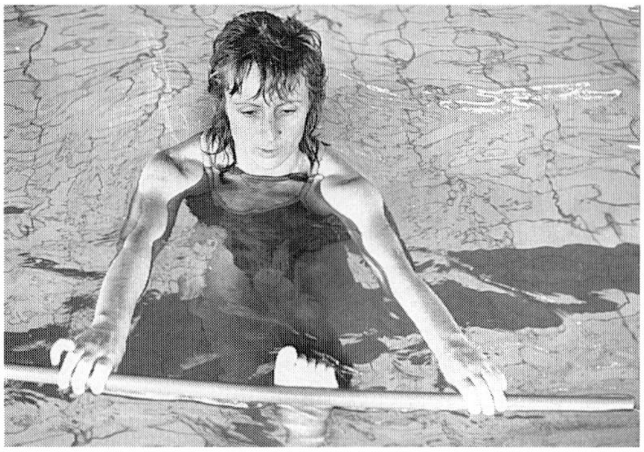

Foto 69 △

▽ Foto 70

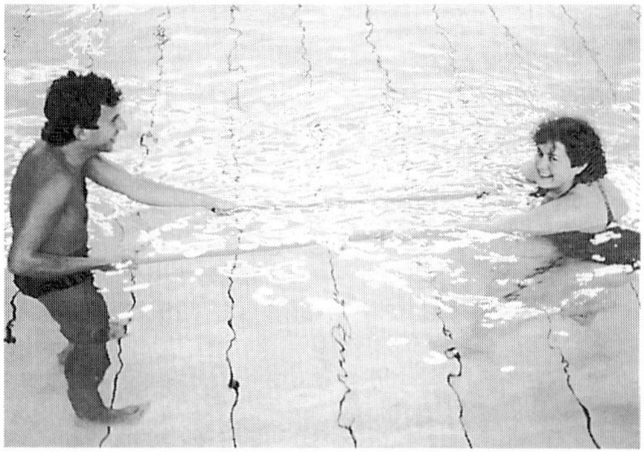

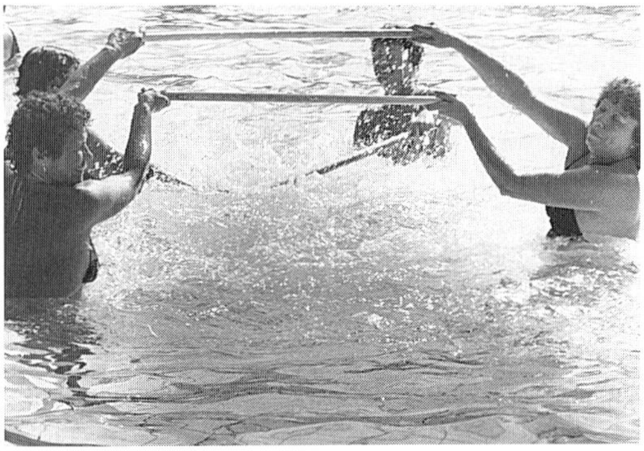

Foto 71 △

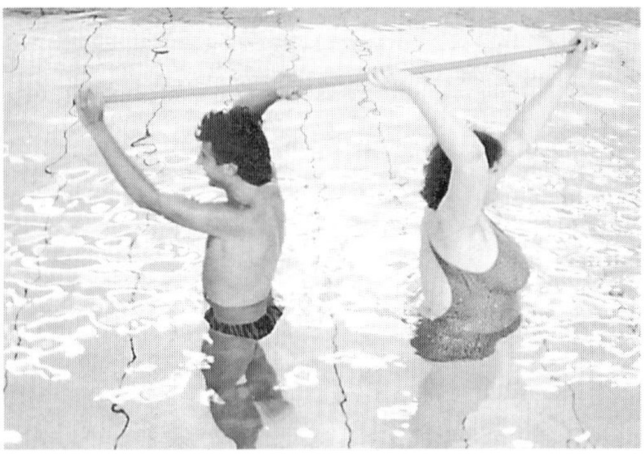

Foto 72 △

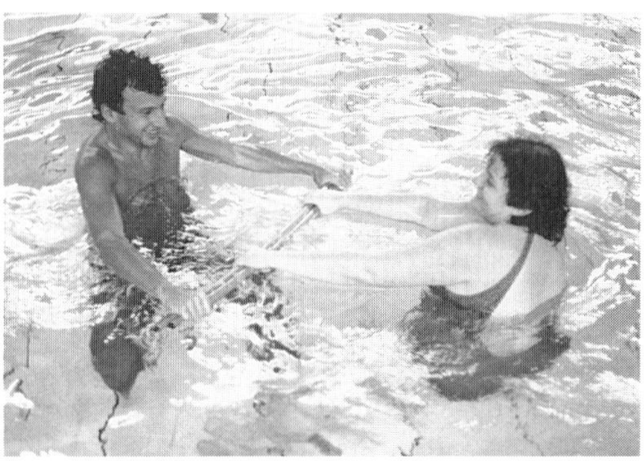

Foto 73 △ ▽ Foto 74

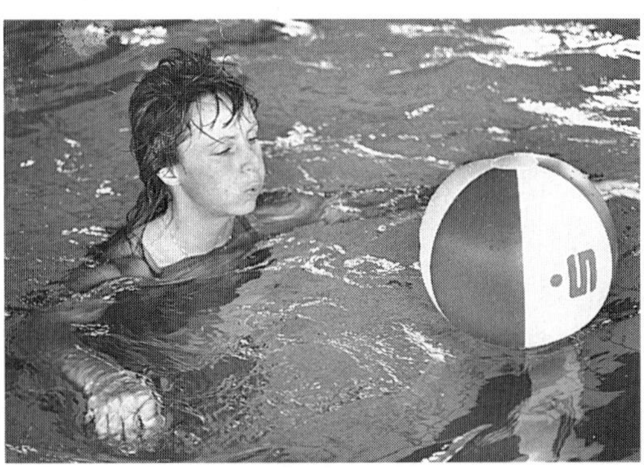

Ziel: Kräftigung der Armmuskulatur, Motivation.

Hinweis: Je tiefer die Stäbe ins Wasser getaucht werden, desto größer ist der Widerstand und somit die Wirkung.

41. Paarweise die Stäbe reichen. Jetzt die Arme mit den Stäben nach rechts und links schwingen *(Foto 71)*.

Variation: Zur Seite schwingen und unter dem Stab durchdrehen, so daß beide wieder zur Ausgangsstellung zurückkommen. Dasselbe mehrmals hintereinander im Rhythmus der Musik.

Ziel: Beweglichkeit Schultergürtel, Rhythmusgefühl.

Hinweis: Einige Paare werden diese Übung vermutlich falsch oder nicht korrekt ausführen. Hier genügt der Hinweis auf ein Paar, welches die Übung korrekt ausführt.

42. Paarweise die Stäbe seitlich halten und gemeinsam „Hampelmann" springen.

Ziel: Koordination, Kommunikation.

Hinweis: Die Übung erst langsam durchmachen, bevor sie im Rhythmus der Musik durchgeführt wird.

43. Paarweise Rücken an Rücken stehen und die Arme nach oben nehmen. Die Stäbe im Wechsel vor- und zurückbewegen *(Foto 72)*.

Ziel: Kräftigung der Arm- und Schultermuskulatur, Mobilisation Schultergürtel.

Hinweis: Diese Übung nicht zu schnell und hastig ausführen.

44. Paarweise gegenüberstehen, beide umfassen die Stäbe, die aneinander waagerecht auf dem Wasser liegen. Jetzt versuchen beide, sich gegenseitig vom Fleck zu ziehen *(Foto 73)*.

Ziel: Motivation, Kräftigung Arm-, Brust- und Schultermuskulatur, Stabilisation Rumpf.

Hinweis: Bei ungleichen Partnern bitte an Vernunft appellieren, besonders bei Jugendlichen.

Übungen mit dem Ball (Luftballon, Wasserball, Plastikball)

1. „Lungentest"; zu Beginn den Luftballon oder Wasserball aufblasen lassen.

Ziel: Kräftigung der Atemmuskulatur.

Hinweis: Bei Schwindelgefühlen den Nachbarn um Hilfe bitten.

2. Der Ball schwimmt vor dem Körper auf dem Wasser. Er wird durch Anpusten vorwärts bewegt *(Foto 74)*.

Ziel: Kräftigung Atemmuskulatur.

Hinweis: Wird es einem Teilnehmer schwindlig, sofort mit dem Pusten aufhören.

3. Ball beidhändig hochwerfen und wieder auffangen *(Foto 75)*.

Variation: Einhändig, Tempowechsel.

Ziel: Geschicklichkeit.

Bei Verwendung von Luftballons, diese immer kurz vor dem Wasser fangen, zu langes Nachobenblicken vermeiden.

4. Den Ball auf dem Finger jonglieren *(Foto 76)*.

Variation: Kopf.

Ziel: Geschicklichkeit.

Hinweis: Evtl. noch zusätzlich im Rhythmus der Musik bewegen.

5. Den Ball durch kurzes Antippen mit der Hand in der Luft halten *(Foto 77)*.

Variation: Handfläche, Handrücken, im Wechsel, Kopf, Schulter usw. und Tempowechsel.

Ziel: Ballgefühl.

Hinweis: Je schwerer der Ball, desto schwieriger die Übung.

6. Den Ball nach oben werfen und in die Hände klatschen. Zuerst einmal, dann zweimal usw.

Ziel: Schnelligkeit.

Hinweis: Bei Kindern als Anregung die Wettkampfaufforderung: „Wer klatscht am häufigsten?"

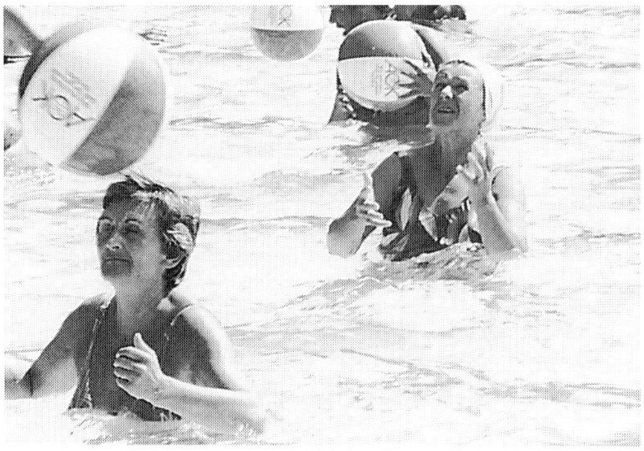

Foto 75 △

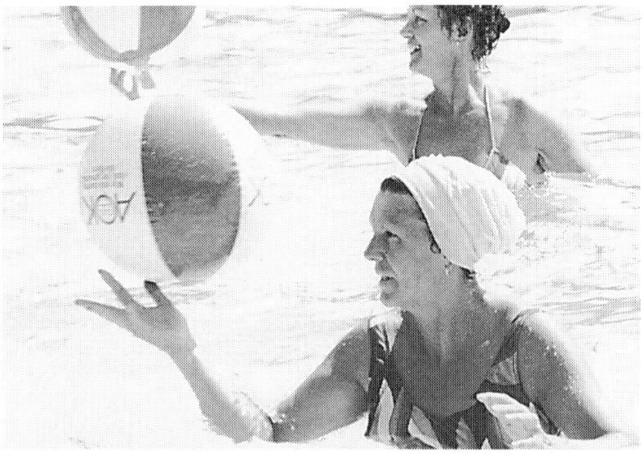

Foto 76 △

▽ Foto 77

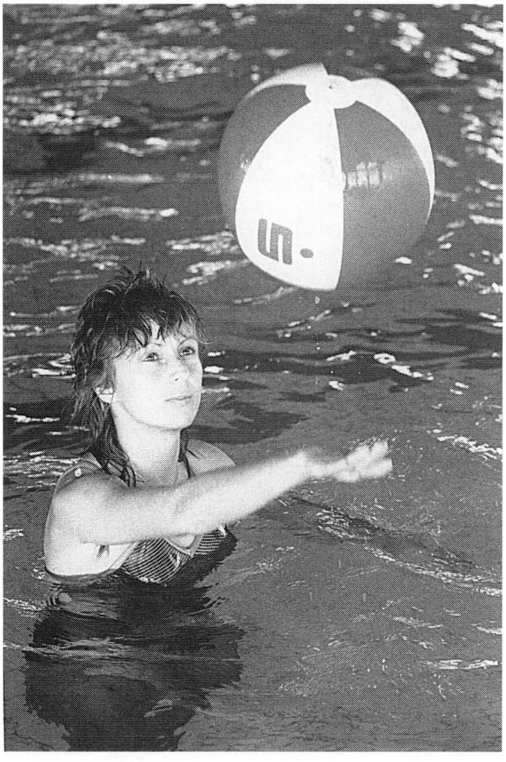

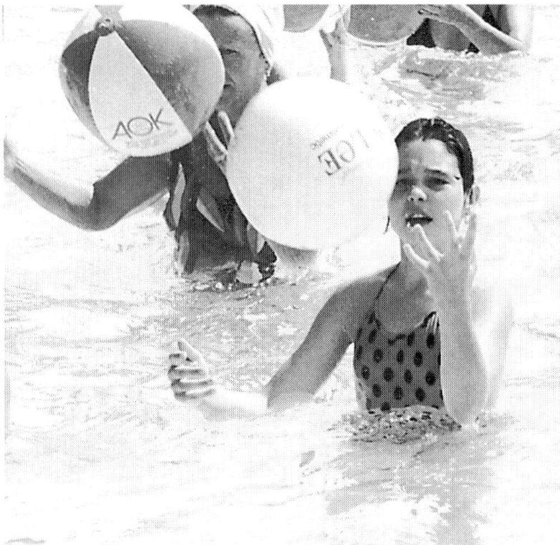

Foto 78 △

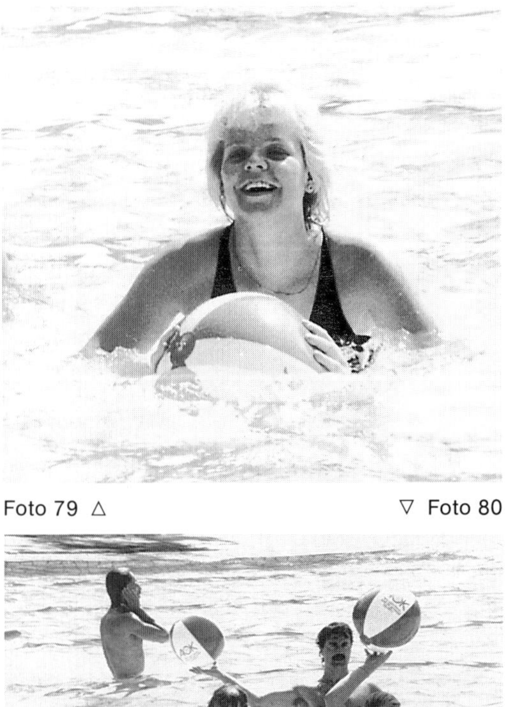

Foto 79 △

▽ Foto 80

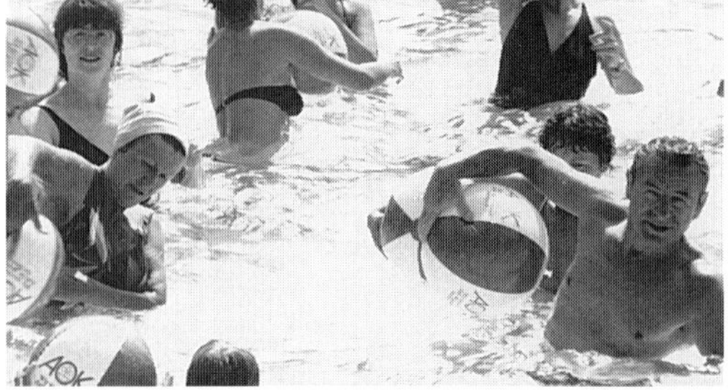

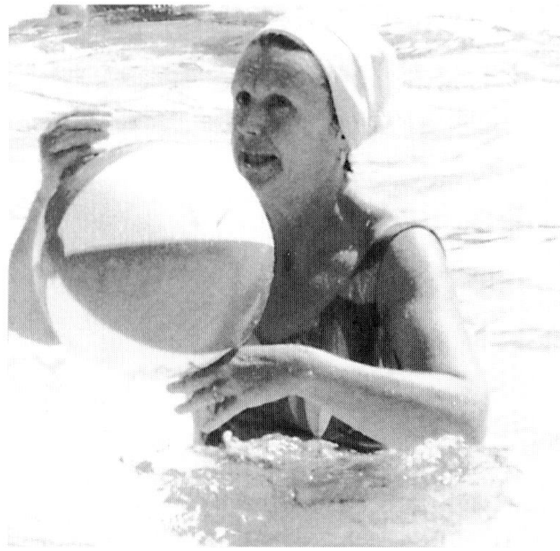

Foto 81 △

7. Den Ball während des Laufens schnell von einer zur anderen Hand werfen *(Foto 78)*.

Variation: Im Stand weit den Ball von rechts nach links werfen.

Ziel: Ballgefühl, Werfen und Fangen.

Hinweis: Mit einem Luftballon kann diese Übung durch stärkeres Antippen durchgeführt werden.

8. Mit dem Ball das Wasser nach vorne wegspritzen, dabei den Ball aber auch nach unten drücken *(Foto 79)*.

Ziel: Motivation.

Hinweis: Den Ball festhalten, da er sonst nach vorne wegrutscht.

9. Den Ball auf den Handteller legen und wie ein Kellner jonglieren, dabei im Slalom durcheinanderlaufen *(Foto 80)*.

Ziel: Gleichgewichtsgefühl, Geschicklichkeit.

Hinweis: Beim Drehen des Armes kann der Ball evtl. auch festgehalten werden, sonst nur gerade Handflächen benutzen.

10. Eine Hand liegt von oben auf dem Ball, die andere mit dem Handrücken an der Unterseite. Die Hände so drehen, daß der Ball quasi auf der Stelle kreist *(Foto 81)*.

Ziel: Kräftigung Unterarme, Geschicklichkeit.

Hinweis: Zum Schluß der Übung den Ball so schnell wie möglich drehen.

11. Den Ball mit beiden Händen halten und im Wechsel die Ellbogen beugen und strecken, dabei jeweils das Wasser und den Kopf berühren.

Ziel: Kräftigung Armmuskulatur (wenig intensiv).

Hinweis: Bei Jugendlichen die Berührung des Kopfes mit einem Kopfball vergleichen.

12. Den Ball vor dem Körper hochwerfen und hinter dem Körper auffangen.

Ziel: Geschicklichkeit.

Hinweis: Den Ball nur leicht nach hinten hochwerfen und nicht den Oberkörper vorbeugen.

13. Den Ball nach oben werfen und im Springen fangen *(Foto 82)*.

Variation: In Rückenlage fangen.

Ziel: Geschicklichkeit.

Hinweis: Erst ruhig werfen, danach erst springen.

14. Den Ball nach oben werfen und vor dem Fangen eine halbe oder ganze Drehung ausführen.

Ziel: Schnelligkeit.

Hinweis: Bei Senioren langsam und wenig drehen lassen.

15. Den Ball zwischen den Zeigefingern halten und rotieren lassen *(Foto 83)*.

Ziel: Geschicklichkeit.

Hinweis: Wichtig für ältere Teilnehmer.

16. Der Ball liegt vor dem Körper auf dem Wasser und wird mit den Händen nach vorne geboxt *(Foto 84)*.

Ziel: Motivation.

Hinweis: Dabei im Rhythmus um die anderen Teilnehmer Slalom laufen.

17. Auf den Ball setzen und versuchen, das Gleichgewicht zu halten. Als Erschwerung die Arme nach oben oder zur Seite strecken.

Ziel: Gleichgewichtsschulung.

Hinweis: Diese Übung ist zweckmäßig mit einem Wasserball durchzuführen.

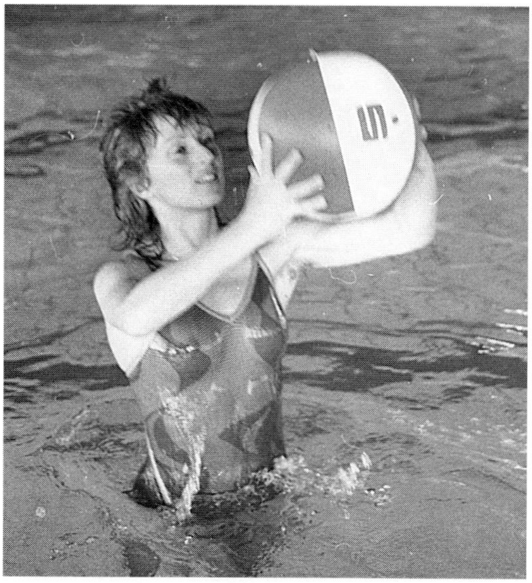

Foto 82 △

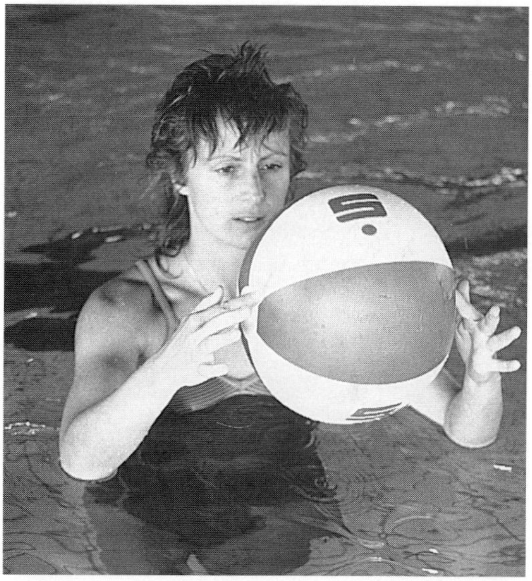

Foto 83 △

▽ Foto 84

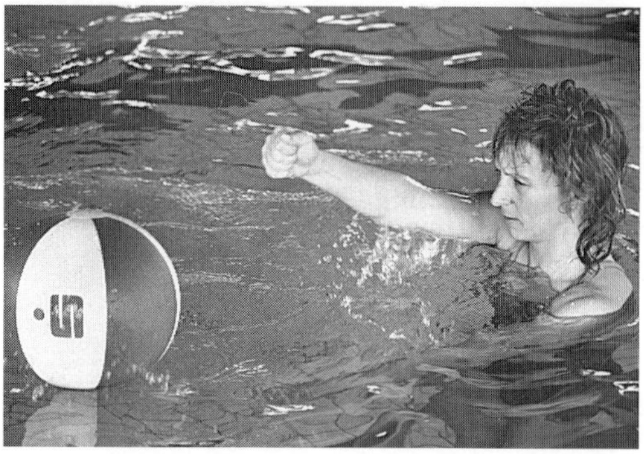

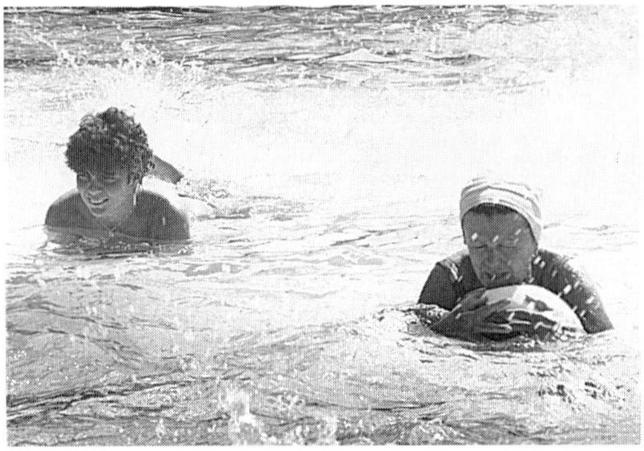

Foto 85 △

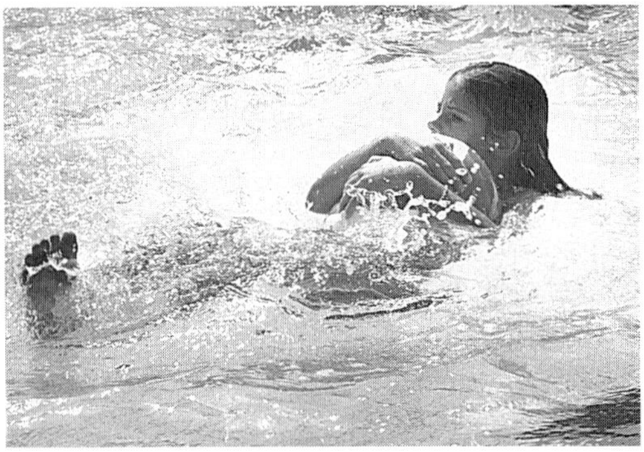

Foto 86 △

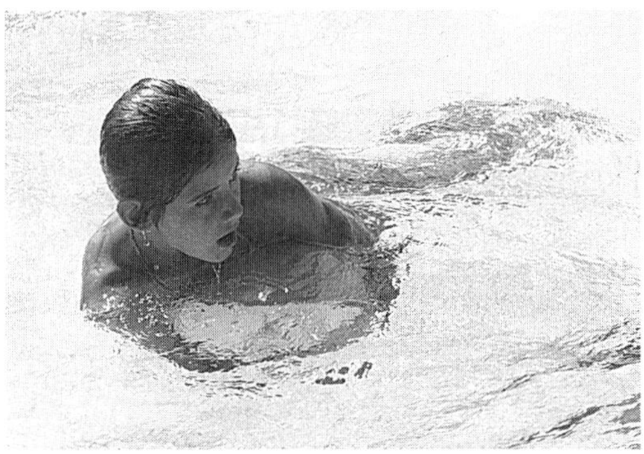

Foto 87 △

▽ Foto 88

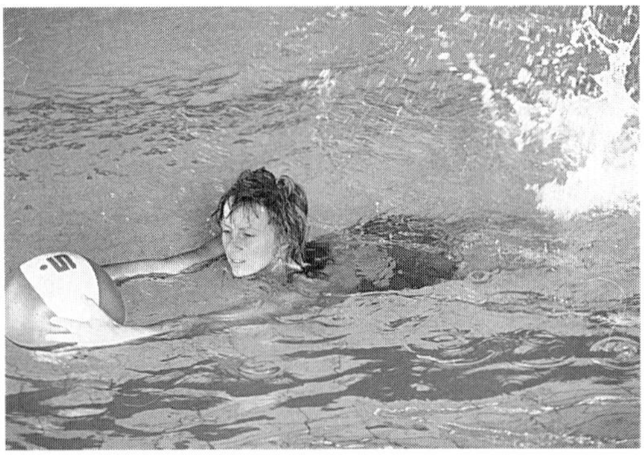

18. Den Ball an den Bauch pressen, sich auf den Bauch legen und kräftig ins Wasser strampeln. Dabei kreuz und quer durchs Wasser schwimmen *(Foto 85)*.

Ziel: Spaß, Kräftigung Bein- und Hüftmuskulatur.

Hinweis: Auf Zusammenstöße hinweisen.

19. Den Ball an den Bauch halten, Rückenlage und wieder ins Wasser strampeln *(Foto 86)*.

Variation: Knie heranziehen, klein machen und wieder strecken.

Ziel: Wassergefühl, Kräftigung Bein- und Hüftmuskulatur.

Hinweis: Rücksicht auf die anderen nehmen!

20. Den Ball wieder an den Bauch pressen und ohne Zuhilfenahme der Hände und ohne auf dem Boden zu stehen, abwechselnd auf den Bauch und Rücken drehen *(Foto 87)*.

Ziel: Koordination, Geschicklichkeit.

Hinweis: Mit etwas Schwung ist die Übung leichter durchzuführen.

21. Bauchlage und den Ball mit gestreckten Armen vorne halten. Kraul- oder Brustbeinschlag ausführen *(Foto 88)*.

Variation: Dasselbe in Rückenlage.

Ziel: Kräftigung Bein- und Hüftmuskulatur.

Hinweis: Kann die Übung nicht ausgeführt werden, Übung 18 verwenden.

22. Den Ball senkrecht unter Wasser drükken, loslassen und hochkommen lassen, über Wasser auffangen.

Ziel: Kräftigung Armmuskulatur, Geschicklichkeit.

Hinweis: Zur Unterstützung mit dem Körper den Ball nach unten drücken.

23. „Bockspringen über den Ball“: Den Ball mit beiden Händen nach unten drücken, dabei mit Schwung vom Boden abstoßen und über den Ball grätschen.

Ziel: Motivation, Koordination.

Hinweis: Wer es nicht schafft, springt vom Boden ab und drückt dabei den Ball nach unten.

24. Den Ball um den stehenden Körper kreisen lassen, die Hüfte schwingt dabei leicht mit *(Foto 89)*.

Ziel: Mobilisation Wirbelsäule.

Hinweis: Diese leichte Lockerungs- und Mobilisationsübung eignet sich gut nach Kräftigungsübungen.

25. Den Ball zwischen die Füße klemmen, sich auf den Rücken legen und mit den Armen rudern *(Foto 90)*.

Ziel: Kräftigung Arm- und Beinmuskulatur, Geschicklichkeit.

Hinweis: Nicht alle können sich auf den Rükken legen und den Ball umschließen, dann evtl. im flachen Wasser oder an der Treppe probieren.

26. Den Luftballon während des Laufens durch Antippen in der Luft halten. Jetzt versuchen, den Luftballon eines anderen Teilnehmers leicht wegzutippen, den eigenen Ballon jedoch zu sichern.

Ziel: Reaktion.

Hinweis: Nicht zu wild auf den Ballon des Mitspielers einschlagen.

27. Mit den Bällen durcheinanderlaufen. Jetzt so schnell wie möglich die Bälle untereinander austauschen. „Keiner hält den Ball länger als 2 Sekunden in der Hand!" *(Foto 91)*.

Ziel: Reaktion, Spaß.

Hinweis: Wichtig dabei ist auch das Laufen, nicht auf der Stelle stehenbleiben.

28. Mit dem Luftballon in der Hand durcheinanderlaufen und versuchen, jedem einen kleinen (!) Schlag auf den Kopf zu geben, selbst aber auszuweichen.

Ziel: Reaktion.

Hinweis: Nur mit Luftballons ist diese Übung durchführbar, da sie leicht sind.

29. Mit dem Luftballon durcheinanderlaufen. Auf den Zuruf des Spielleiters treffen sich die entsprechenden Farben bzw. Anzahl der Teilnehmer, „Atomspiel".

Ziel: Reaktion.

Hinweis: Die Musik stoppen und laut die Anzahl bzw. die Farbe in die Runde rufen.

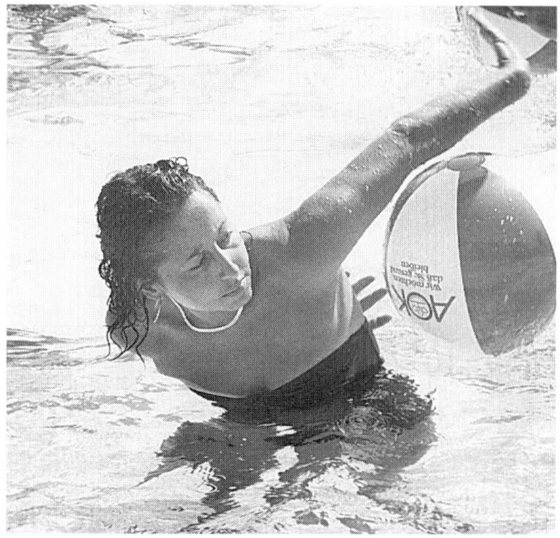

Foto 89 △

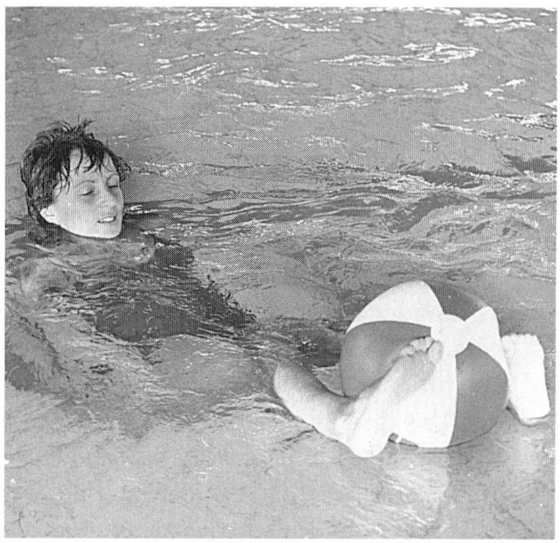

Foto 90 △

▽ Foto 91

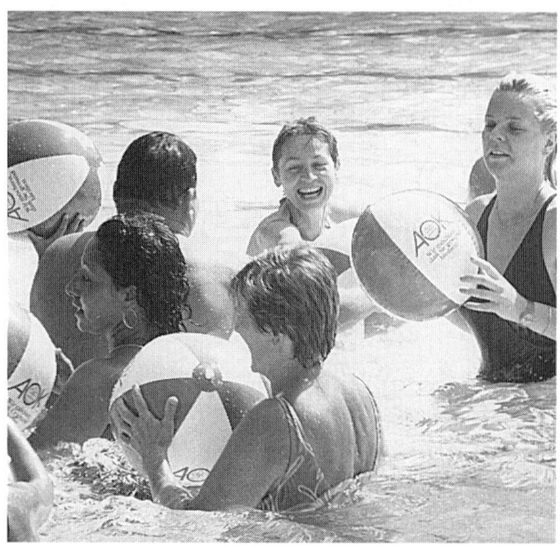

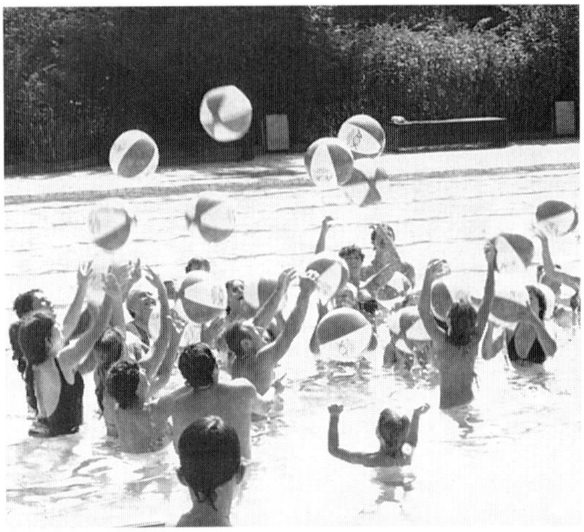

Foto 92 △

30. Eng zusammenstehen und bei Beginn der Musik alle Luftballons oder Wasserbälle gemeinsam nach oben werfen und auch oben halten *(Foto 92)*.

Ziel: Spaß, Reaktion.

Hinweis: Jeder tippt den Wasserball an, der ihm am nächsten kommt. „Wann berührt der erste Wasserball das Wasser?"

31. Den Ball unter den linken Arm nehmen. Kreuz und quer durcheinanderlaufen und in die Finger schnipsen *(Foto 93)*.

Ziel: Rhythmusschulung.

Hinweis: Lockere Laufmusik verwenden.

32. Paarweise Rücken an Rücken stehen und den Ball über dem Kopf dem Partner reichen.

Ziel: Mobilisation Wirbelsäule und Schultergelenke.

Hinweis: Geübtere können etwas weiter auseinander stehen.

Foto 93 ▽

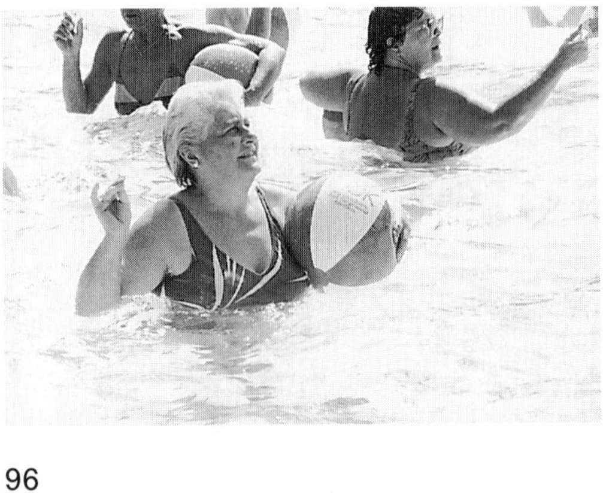

33. Paarweise mit dem Rücken aneinander stehen, den Ball um die Hüfte dem Nachbarn reichen, der sich zur selben Seite dreht. Zurückgeben auf die andere Seite.

Variation: Der Partner dreht beim Annehmen auf die andere Seite.

Ziel: Mobilisation Wirbelsäule.

Hinweis: Die Übung zu Beginn nicht zu schnell ausführen, um ruckhafte Bewegungen zu vermeiden.

34. Paarweise gegenüberstehen und den Ball gleichzeitig zuwerfen und auffangen.

Variation: Mit einer Hand die Bälle aneinander vorbeiwerfen.

Ziel: Geschicklichkeit.

Hinweis: Auf die Absprache kommt es an. Am besten einer wirft den Ball zuerst, der andere kurz dahinter in einem anderen Winkel.

35. Paarweise gegenüberstehen, einer hält den Ball hinter dem Rücken und schleudert ihn über den Kopf zum Partner.

Ziel: Geschicklichkeit.

Hinweis: Es hilft, wenn beim Abwurf der Körper leicht mit nach vorne geht. Für Senioren ist die Übung meist zu schwierig.

36. „Stöpsel ziehen", zum Schluß den Stöpsel herausziehen und mit gestreckten Armen den Ball zusammendrücken, so daß die Luft entweicht *(Foto 94)*.

Ziel: Kräftigung der Arm- und Brustmuskulatur.

Hinweis: Danach die Wasserbälle zum Spielleiter bringen – ein spielerisches Ende der Wassergymnastik.

Foto 94 ▽

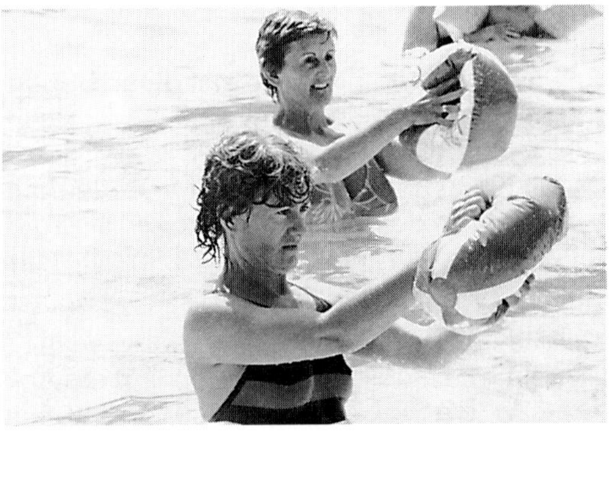

Übungen mit dem Schwimmbrett

1. Das Brett wird vor dem Körper auf der Wasseroberfläche gehalten. Im Rhythmus der Musik wird abwechselnd das rechte und linke Knie an das Brett gebracht.

Variation: Über Kreuz die Knie hochbringen.

Ziel: Herz-Kreislauf-Training.

Hinweis: Vor allem bei etwas kälterem Wasser sollten Bewegungsübungen oft eingestreut werden.

2. Das Brett senkrecht ins Wasser tauchen, das Wasser nach vorne wegdrücken und das Brett wieder heranziehen *(Foto 95)*.

Variation: Zur Seite schieben.

Ziel: Kräftigung Arm- und Brustmuskulatur.

Hinweis: Durch Tempowechsel Wirkung der Übung verstärken.

3. Wasser mit kurzen Handgelenksbewegungen nach vorne wegspritzen. Dabei wieder im Kreis drehen und versuchen, alle naßzuspritzen.

Ziel: Beweglichmachung Handgelenk, Spaß.

Hinweis: Bei Jüngeren mehr das gegenseitige Naßspritzen betonen.

4. Das Wasser nach unten wegdrücken, dann das Brett kräftig nach oben ziehen und Wasser schöpfen *(Foto 96)*.

Ziel: Kräftigung Arm-, Brust- und Schultermuskulatur.

Hinweis: Weite Bewegungen ausführen.

Foto 95 ▽

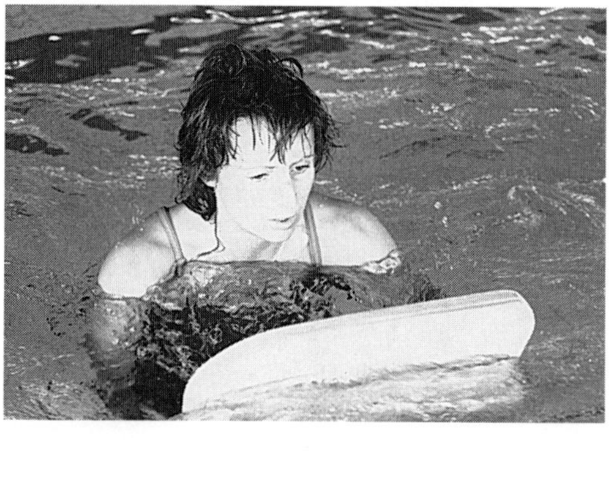

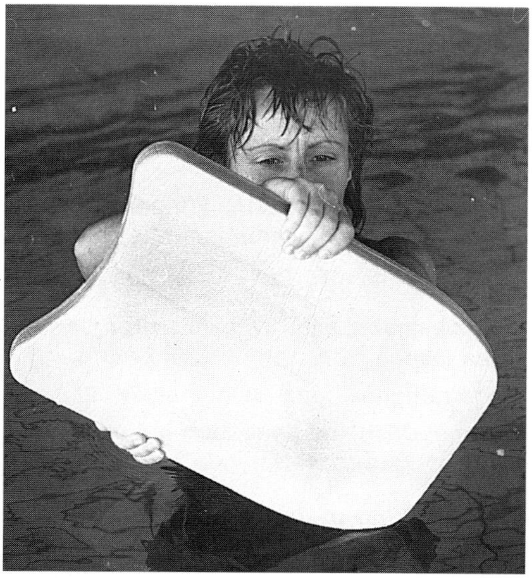

Foto 97 △

5. Brett nach vorne halten und durch Übergreifen der Hände das Brett drehen. Die Arme dabei gestreckt halten *(Foto 97)*.

Ziel: Geschicklichkeit, Kräftigung Armmuskulatur.

Hinweis: Vor Richtungswechsel die Arme lockern.

6. Das Brett locker vor dem Körper aufs Wasser schlagen und im Rhythmus der Musik einen dumpfen Knall erzeugen.

Variation: Im Wechsel rechts und links aufs Wasser schlagen.

Ziel: Lockerung.

Hinweis: Zum Austoben ruhig einmal mit aller Kraft aufs Wasser schlagen (baut Aggressionen ab).

Foto 96 ▽

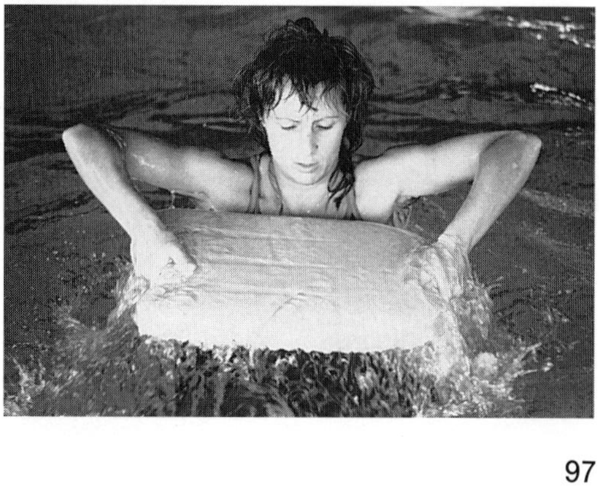

7. Das Brett mit einer Hand so hochwerfen, daß es nach hinten rotiert. Das Handgelenk wird beim Abwurf schnell nach oben geklappt. Das Brett wieder auffangen.

Ziel: Mobilisation Handgelenk, Geschicklichkeit.

Hinweis: Bei dieser Übung können vor allem die Senioren Bewegungserfahrung sammeln.

8. Schwimmbrett ins Wasser halten und rotieren lassen, vorwärts und rückwärts.

Ziel: Kräftigung Armmuskulatur.

Hinweis: Dasselbe geht auch gut über Wasser beim Laufen.

9. Im Stand das Brett längs nach vorne halten und gegen den Wasserwiderstand den Rumpf mit den Armen drehen *(Foto 98)*.

Ziel: Kräftigung Arm- und Rumpfmuskulatur, Mobilisation Wirbelsäule.

Hinweis: Der Wasserstand kann durch Schrägstellen des Brettes variiert werden. Das Becken geradehalten.

10. Das Brett waagerecht halten und so hochwerfen, daß es eine Drehung um die Längsachse macht, danach wieder auffangen.

Ziel: Geschicklichkeit.

Hinweis: Die Teilnehmer ruhig einmal testen und üben lassen, die Übung nicht zu früh abbrechen.

11. Das Brett waagerecht hinter den Körper auf das Wasser legen. Mit gestreckten Armen die Hände auf das Brett legen und nach unten drücken, wieder entspannen *(Foto 99)*.

Ziel: Kräftigung Rückenmuskulatur und Schultergürtel, Mobilisation Schultergürtel.

Hinweis: Mit dem Oberkörper nicht zu weit nach vorne ausweichen.

12. Auf das Brett stellen. Jetzt die Beine leicht anziehen, ohne daß das Brett nach oben rutscht. Sich wie ein Surfer leicht in der Schwebe bewegen *(Foto 100)*.

Ziel: Geschicklichkeit, Gleichgewichtsschulung.

Hinweis: Bei Senioren ist es schon ausreichend, wenn sie auf dem Brett stehen können.

13. Auf das Brett setzen und Gleichgewicht halten.

Ziel: Gleichgewichtsschulung.

Hinweis: Diese Übung bei Senioren als Vorbereitung zu 12. benutzen.

14. Jeweils ein Knie anheben und das Brett unter dem Knie hindurchführen.

Ziel: Beweglichmachung Hüftgelenk.

Hinweis: Die Übung bei Älteren nicht schnell ausführen lassen, bei Jüngeren im Rhythmus der Musik.

15. Das Brett vor die Brust nehmen und so schnell vorwärts laufen, daß das Brett am Körper klebenbleibt.

Ziel: Wassergefühl.

Hinweis: Als Zusatzaufgabe noch in die Hände klatschen.

Foto 98 ▽

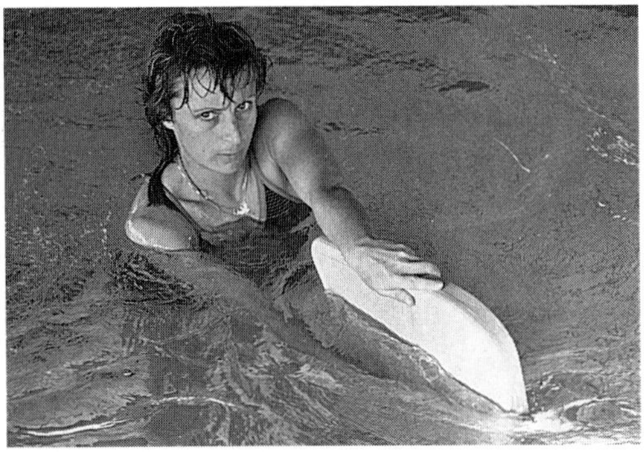

Foto 99 ▽

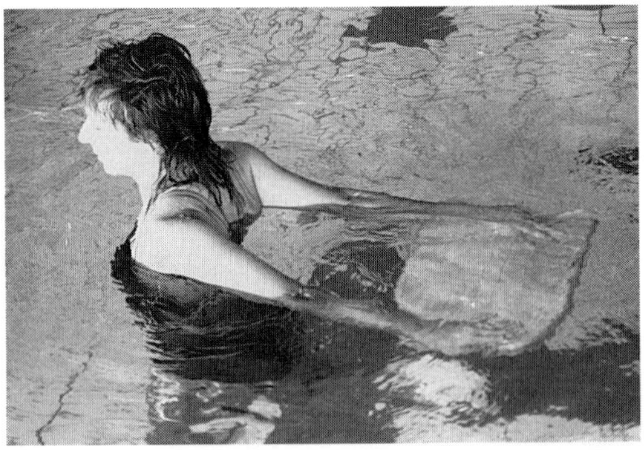

16. Bauchlage auf dem Brett, kräftig ins Wasser strampeln *(Foto 101)*.

Ziel: Kräftigung Bein- und Hüftmuskulatur.

Hinweis: Das Brett kann auch so gehalten werden, daß nur die Arme sich auf das Brett stützen und der Körper durch den Beinschlag oben gehalten wird.

17. Das Brett mit beiden Händen halten und versuchen, nacheinander mit den Beinen über das Brett zu steigen.

Ziel: Geschicklichkeit, Beweglichmachung.

Hinweis: Um die Übung für Jugendliche anspruchsvoller zu gestalten, kann über das Brett mit beiden Beinen gehockt werden.

Übungen mit dem Schleuderhorn (Kunststoffschlauch)

1. Im Stand das Schleuderhorn über dem Kopf kreisen lassen und Töne erzeugen. Langsames Kreisen: tiefer dumpfer Ton, schnelleres Kreisen: Ton wird heller.

Ziel: Kräftigung Armmuskulatur, Spaß.

Hinweis: Kann gut als Wettbewerb zwischen zwei Mannschaften veranstaltet werden. Die Zuschauer werden als Schiedsrichter eingesetzt.

2. Waagerecht vor dem Körper halten. Im Wechsel die Enden des Schlauches oben, danach unten zusammenbringen.

Foto 100 ▽

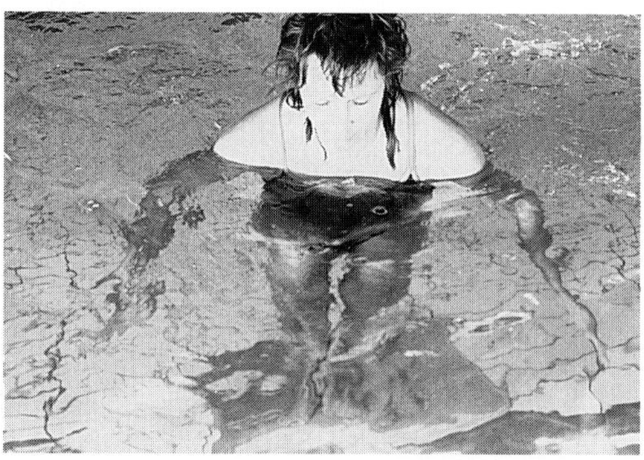

Ziel: Kräftigung Arm- und Brustmuskulatur.

Hinweis: Die Übung kann sowohl über wie auch unter Wasser durchgeführt werden.

3. Wie bei einem Hüpfseil durchsteigen, evtl. sogar mit beiden Beinen durchhocken.

Ziel: Geschicklichkeit.

Hinweis: In beide Richtungen durchsteigen.

4. Das Schleuderhorn mit Wasser füllen, dann kräftig auf der einen Seite hineinblasen, so daß auf der anderen Seite eine Fontäne entsteht.

Ziel: Kräftigung der Atemmuskulatur.

Hinweis: Sollten bei gemischten Gruppen Jugendliche z. B. die Fontäne auf Senioren richten, bitte anmahnen.

Übungen mit dem Seil und der Zauberschnur

1. Kreisaufstellung, mit der linken Hand am Seil festhalten und rechts im Kreis herumlaufen. Auf Kommando schneller Richtungswechsel.

Ziel: Herz-Kreislauf-Training, Reaktion.

Hinweis: Den Verbindungspunkt beim Einsatz einer Zauberschnur gut verknoten, damit niemand verletzt wird – der Knoten könnte sich sonst lösen.

Foto 101 ▽

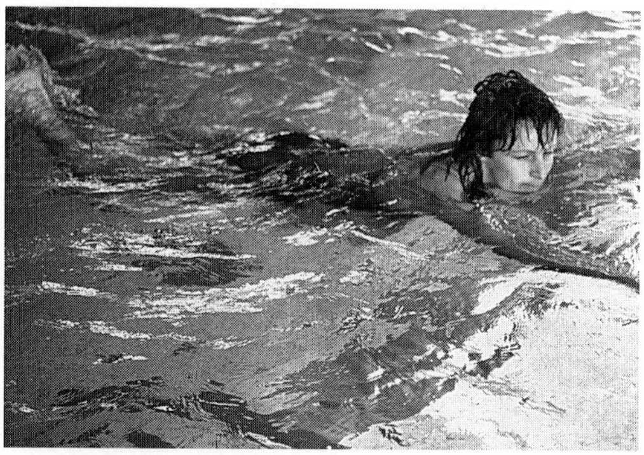

2. Innenstirnkreis, die Hände halten die Zauberschnur hinter dem Körper. Alle gemeinsam nach innen laufen, dann wieder nach außen, bis das Seil gespannt ist. Anschließend wieder nach innen treiben lassen.

Ziel: Herz-Kreislauf-Training, Spaß.

Hinweis: Darauf achten, daß sich die Zauberschnur in einem einwandfreien Zustand befindet, da sie sonst zerreißen könnte.

3. Innenstirnkreis, das Seil vor dem Körper schnell nach rechts und links bewegen.

Ziel: Schnelligkeit.

Hinweis: Bei mittlerer Seilspannung läßt sich diese Aufgabe am besten durchführen.

4. In Kreisformation hintereinander stehen. Das Seil über dem Kopf nach vorne und nach hinten durchreichen.

Ziel: Geschicklichkeit, Kräftigung Arm- und Schultermuskulatur.

Hinweis: Beim Rückwärtsgehen noch gleichzeitig nach vorne laufen.

5. Im Kreis hintereinander in der Grätsche stehen, das Seil zwischen die Beine nehmen und nach hinten durchgeben.

Ziel: Geschicklichkeit.

Hinweis: Immer mit einer Hand am Seil bleiben.

X.
Wir nutzen die Möglichkeiten des Bades – Praxis

In der Dusche
Außerhalb am Beckenrand
Im Wasser am Beckenrand
Am Trennseil
Auf der Treppe
Im tiefen Wasser

In der Dusche

1. Die Arme abwechselnd nach oben strekken, sich räkeln. Die Arme fallen lassen und tief ausatmen.

Ziel: Muskulatur strecken, den Körper aktivieren.

2. Schulterkreisen, beide Schultern gleichzeitig oder abwechselnd. Auch einmal gegengleich.

Ziel: Schultergelenke mobilisieren.

3. Mit einer Hand an der Duschvorrichtung festhalten. Jetzt im Wechsel rechtes und linkes Knie anheben.

Ziel: Muskelpumpe aktivieren.

4. In Schrittstellung beide Hände an die Wand legen, die hintere Ferse ist dabei leicht angehoben. Die Ferse senken und eine Spannung in der Wade aufbauen, ca. 10 Sekunden halten, dann lockern.

Ziel: Dehnung der Wadenmuskulatur.

5. Mit der rechten Hand den rechten Fuß greifen und nach hinten führen. Den Fuß an das Gesäß drücken und eine Dehnung an der Oberschenkel-Vorderseite aufbauen. Nicht ins Hohlkreuz gehen, evtl. Bauch- und Gesäßmuskulatur leicht anspannen. 10–15 Sekunden halten, dann lockern.

Ziel: Dehnung Oberschenkel-Vorderseite.

Außerhalb am Beckenrand

1. Am Beckenrand sitzend, abwechselnd die Knie anheben und die Füße ins Wasser drükken – „Fahrradfahren".

Ziel: Wassergewöhnung.

Hinweis: Langsam beginnen und immer schneller werden.

2. Wie 1., jedoch jetzt ins Wasser strampeln *(Foto 102)*.

Ziel: Wassergewöhnung, Einstimmung.

Hinweis: Diese Form ist nicht nur motivierend, sondern auch anstrengend. Auf geraden Rücken hinweisen.

Foto 102 ▽

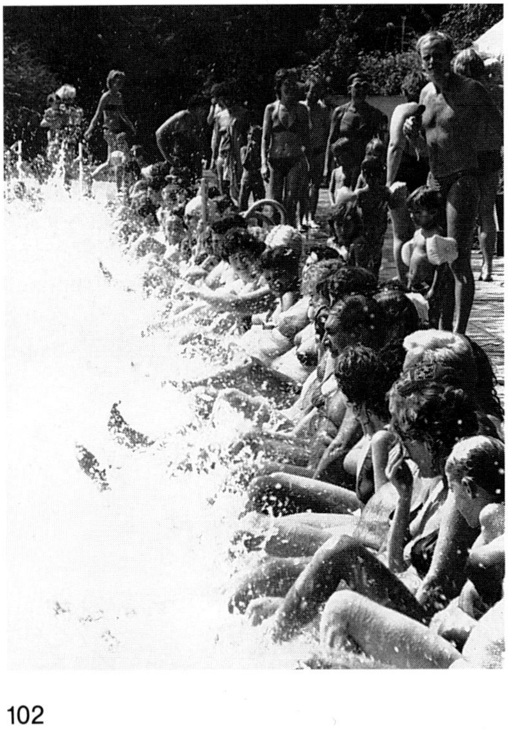

Foto 103 ▽

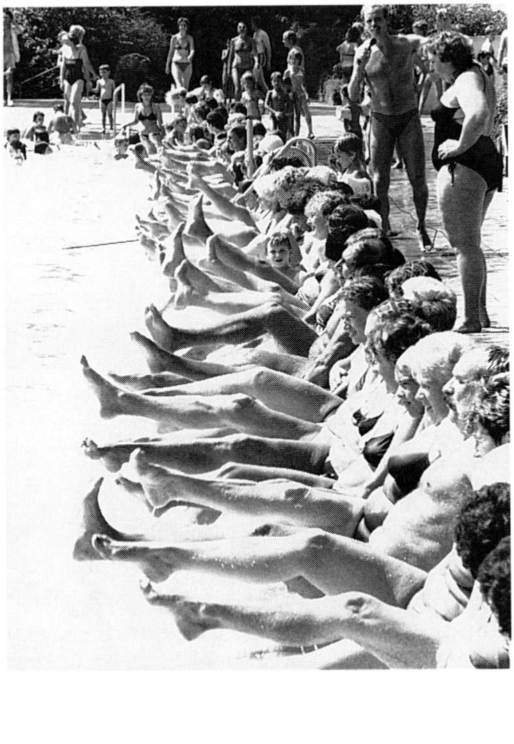

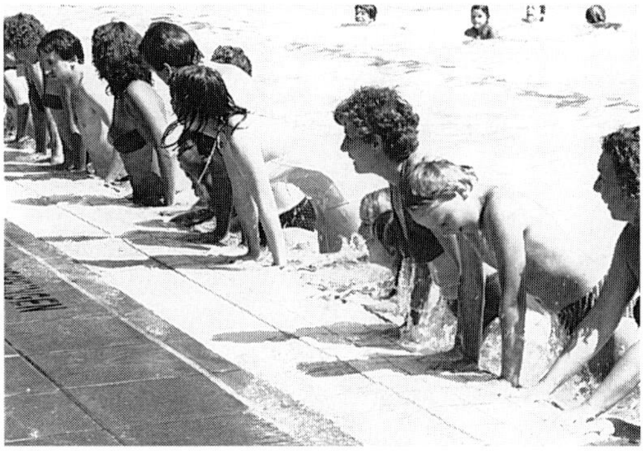

Foto 104 △

3. Locker sitzen, die Arme nach oben nehmen und tief einatmen. Langsam senken und mit einem Summen ausatmen.

Ziel: Entspannung, Atemschulung.

Hinweis: Jeder sollte seinen eigenen Atemrhythmus finden.

4. Im Sitzen das linke Bein anheben und eine einstellige Zahl in die Luft schreiben, ablegen. Mit dem rechten Bein dasselbe mit einer zweistelligen Zahl usw. Den Rücken gerade halten *(Foto 103)*.

Ziel: Motivation, Kräftigung Rumpfmuskulatur und Hüftbeuger.

Hinweis: Der Animateur kann auch einen der Teilnehmer eine Zahl vorgeben lassen.

5. Beide Beine anheben, zur Erleichterung etwas mit dem Rücken zurückgehen. Beine ins Wasser fallen lassen.

Ziel: Einstimmung, Kräftigung Hüftbeugemuskulatur.

Hinweis: Durch Anspannen der Rumpfmuskulatur nicht ins Hohlkreuz ausweichen.

6. Im Sitzen die Beine anheben und überkreuzen.

Ziel: Kräftigung der Rumpf- und Hüftbeugemuskulatur.

Hinweis: Wie 5., zur Erleichterung die Beine anwinkeln.

7. Die Beine im Wasser weit öffnen und schließen.

Variation: In kleinen Amplituden die Beine schnell öffnen und schließen.

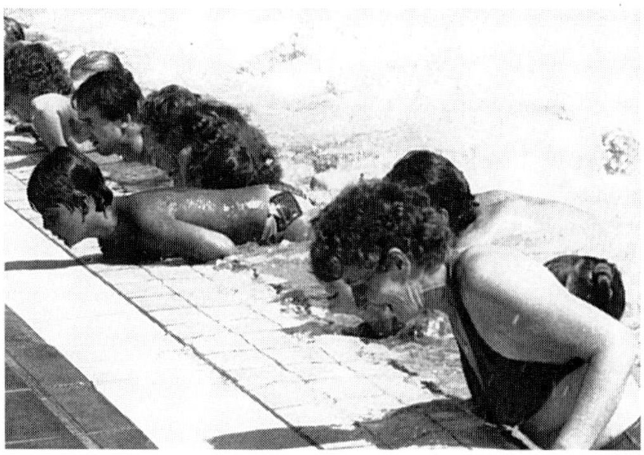

Foto 105 △

Ziel: Kräftigung der Beinmuskulatur, Mobilisation Hüftgelenk.

Hinweis: Sollte es rechts und links ein bißchen eng werden – kein Problem, einfach mit dem Nachbarn „anbändeln".

Im Wasser am Beckenrand

1. Am Rand festhalten und hüpfen. Zur Steigerung so hoch hüpfen, daß man sich auf den Armen aufstützen kann *(Foto 104)*.

Variante: Das Gesäß jetzt zusätzlich noch nach oben anheben.

Ziel: Einstimmung, allgemeine Erwärmung.

Hinweis: Nur kurz aufstützen, gleich weiterhüpfen.

2. „Wellenmachen"; Stand an der Wand. Den Körper von der Wand wegdrücken, anschließend wieder heranziehen.

Ziel: Kräftigung obere Rumpf- und Armmuskulatur, Motivation.

Hinweis: Gemeinsamer Rhythmus erhöht die Motivation, ebenso helfen Anregungen wie: „Wer macht die weitesten Wellen am Beckenrand?"

3. Am Rand festhalten, sich auf den Bauch legen und fest ins Wasser strampeln *(Foto 105)*.

Variation: In Rückenlage ins Wasser strampeln, Arme in Bauchlage strecken.

Ziel: Kräftigung Bein- und Hüftmuskulatur, Spaß.

Hinweis: Animieren zur Temposteigerung.

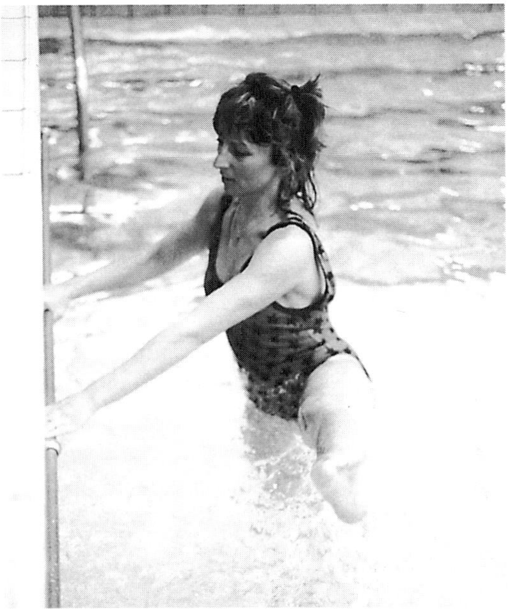

Foto 106 △

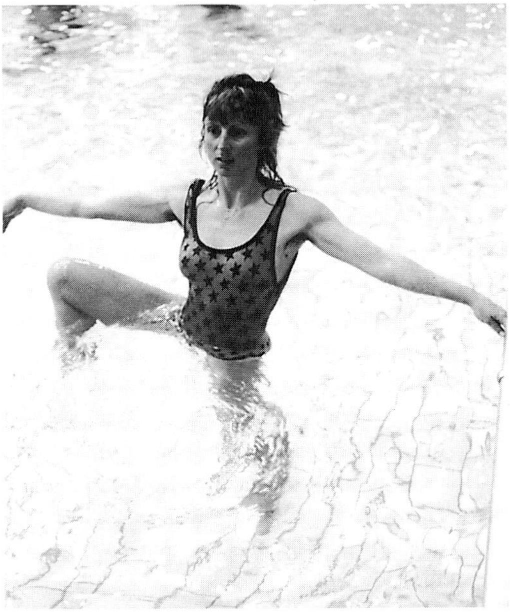

Foto 107 △

4. In der Bauchlage vorne festhalten. Den Körper wegdrücken und wieder heranziehen.

Ziel: Wassergefühl schulen.

Hinweis: Tempowechsel, evtl. mit lockerem Beinschlag zur Erleichterung.

5. Im Stand hüpfen und jeweils eine halbe Drehung ausführen. Bei jeder Drehung dem jeweiligen Nachbarn die Hand schütteln.

Ziel: Einstimmung, allgemeine Erwärmung.

Hinweis: Das Hüpfen kann mit oder ohne Handfassung erfolgen.

6. Beim Hüpfen jeweils einen Fuß an die Wand stellen.

Variation: Beide Füße an die Wand stellen.

Ziel: Einstimmung, allgemeine Erwärmung.

Hinweis: Je nach Alter können die Füße verschieden hochgestellt werden.

7. Einen Fuß über den anderen setzen und damit die Wand hinauf- und hinunterlaufen.

Ziel: Spaß.

Hinweis: Auch bei einer glatten Wand möglich.

8. In der Bauchlage die Knie heranziehen, Füße an die Wand stellen, kräftig abdrücken und wieder nach hinten strecken.

Ziel: Geschicklichkeit.

Hinweis: Diese Übung ist vor allem in der Streckphase nicht ganz einfach, deshalb langsam ausführen lassen.

9. Am Beckenrand festhalten; im Wechsel auf die Zehen stellen, danach auf die Fersen abrollen.

Ziel: Kräftigung untere Beinmuskulatur.

Hinweis: Die Wirkung durch Mitschwingen der Hüfte verstärken.

10. An der Wand oder Stange mit beiden Händen festhalten und rechtes Bein zur Seite spreizen und wieder heranholen. Ebenso mit dem linken Bein *(Foto 106)*.

Variation: Das Bein jeweils vor dem Körper kreuzen.

Ziel: Kräftigung der Seitabspreizer des Oberschenkels und der Schenkelanzieher (Ab- und Adduktoren).

Hinweis: Hüfte beim Üben möglichst geradehalten, nicht verdrehen.

11. Im Stand das Knie bis zur Waagerechten nach oben ziehen und den Unterschenkel nach rechts bzw. links kreisen lassen *(Foto 107)*.

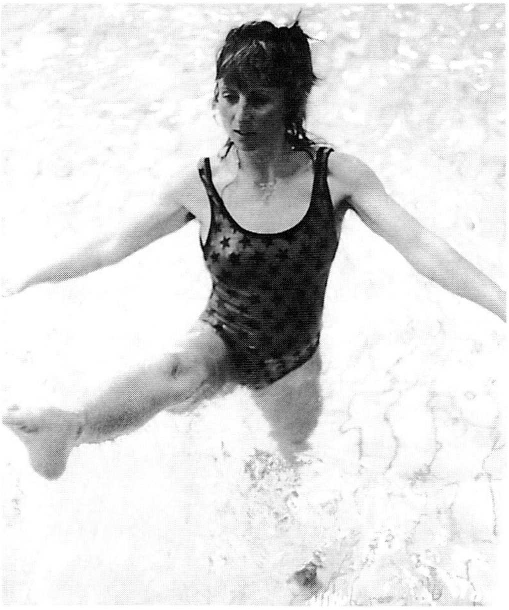

Foto 108 △

Variation: Unterschenkel strecken und wieder beugen.

Ziel: Mobilisation Kniegelenk.

Hinweis: Nur mit dem Unterschenkel kreisen, Oberschenkel ruhig halten.

12. Im Stand die Hüfte weit nach rechts und links verschieben, das Becken dabei nicht drehen.

Variation: Das Becken nach vorne und hinten kippen.

Ziel: Mobilisation, Körperwahrnehmung.

Hinweis: Erfühlen, wann der Körper eine gerade Mittelstellung einnimmt.

13. Seitstand mit Handfassung links. Das rechte gestreckte Bein weit nach vorne oben führen, anschließend nach hinten. Das Becken geradehalten. Seitenwechsel *(Foto 108)*.

Variation: Nur wenig vor- und zurückspreizen, dafür mit schneller Frequenz. Auch Seitstrecken.

Ziel: Kräftigung Hüft- und Beinmuskulatur.

Hinweis: Durch eine schnellere Bewegungsausführung kann die Wirkung verstärkt werden.

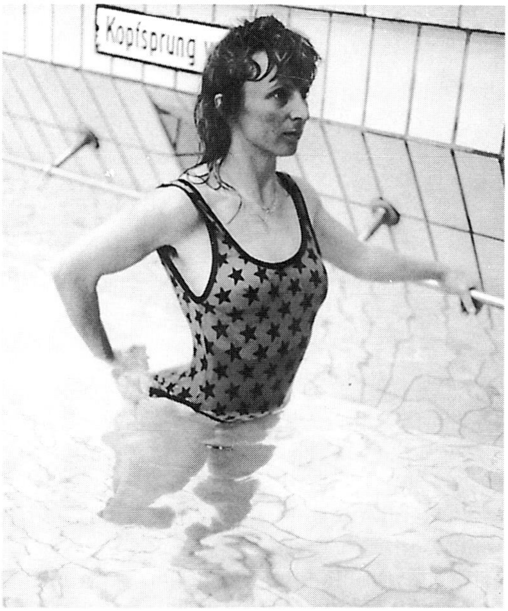

Foto 109 △

14. Stand, mit dem Rücken zur Wand und Handfassung. Bein bis zur Waagerechten anheben und im Wechsel nach rechts und links führen.

Ziel: Mobilisation Hüftgelenk, Kräftigung Hüft- und Beinmuskulatur.

Hinweis: Das Bein möglichst gestreckt halten und weit spreizen.

15. Leichter Grätschstand mit Handfassung. Die Zehen eines Beines soweit wie möglich nach außen und nach innen drehen.

Ziel: Kräftigung untere Beinmuskulatur.

Hinweis: Zur Verstärkung noch die Zehen nach oben ziehen.

16. Seitstand mit Handfassung links. Mit der rechten Hand den Knöchel umfassen und die rechte Ferse langsam zum Gesäß ziehen. Dehnung im Oberschenkel aufbauen und ca. 10–15 Sekunden halten. Seitenwechsel *(Foto 109)*.

Ziel: Dehnung vordere Oberschenkelmuskulatur.

Hinweis: Es ist unbedingt darauf zu achten, daß die Hüfte nicht nach vorne geschoben wird, man also ins „Hohlkreuz“ kommt. Man kann das verhindern, indem man Bauch- und Gesäßmuskulatur leicht anspannt.

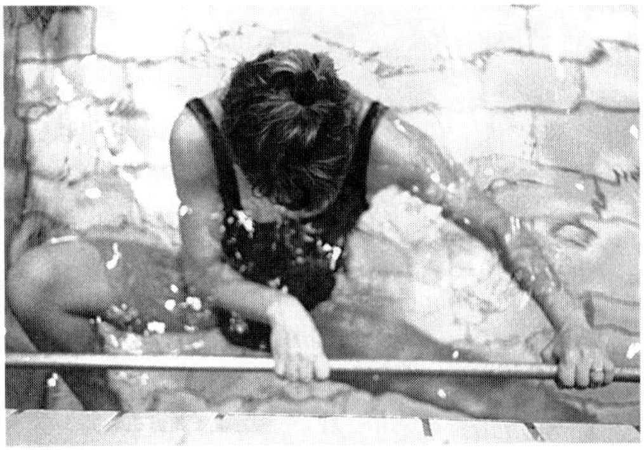

Foto 110 △

17. Beide Füße gegrätscht an die Wand stellen und das Gesäß soweit wie möglich nach rechts und links verschieben *(Foto 110)*.

Ziel: Dehnung innere Hüftmuskulatur (Adduktoren).

Hinweis: Die Teilnehmer sollen rechts und links mit ihrem Gesäß beim Partner anstoßen.

18. Beine an die Wand hocken. Beine durchdrücken und wieder anhocken *(Foto 111)*.

Ziel: Dehnung rückwärtige Beinmuskulatur.

Hinweis: Zur Erschwerung die Füße höher nach oben nehmen. Im Rücken nicht zu rund werden, da diese Haltung eine Belastung für die Bandscheiben darstellt.

19. Frontal zur Wand stehen, die Beine sind in Schrittstellung geöffnet. Das vordere Bein ist angewinkelt, das hintere Bein ist gestreckt. Langsam die Ferse des hinteren Beines so auf den Boden drücken, daß in der Wadenmuskulatur eine Dehnung entsteht. Nach ca. 10–15 Sekunden entspannen, Bein ausschütteln und Übung wiederholen *(Foto 112)*.

Ziel: Dehnung der Wadenmuskulatur.

Hinweis: Die Dehnung in der Muskulatur nicht zu stark werden lassen. Sie darf nicht als Schmerz empfunden werden.

20. Stand mit dem Rücken zur Wand, Hände greifen am Beckenrand. Rechtes Bein anwinkeln und mit der Ferse am anderen Bein auf- und abfahren. Beinwechsel.

Ziel: Mobilisation Knie- und Hüftgelenk, Kräftigung Beinmuskulatur.

Hinweis: Das Bein bei dieser Übung seitlich nach außen spreizen.

21. In Schrittstellung (linke Schulter am Beckenrand, das linke Bein steht vorne), rechte Hand am Beckenrand festhalten. Die linke Hand greift von unten an den rechten Ellbogen. Langsam den Oberkörper, ohne ins Hohlkreuz auszuweichen, nach vorne drükken und eine Dehnung in der Schultergürtelmuskulatur aufbauen. Die Dehnung 10–15 Sekunden halten, entspannen, danach wiederholen *(Foto 113)*.

Ziel: Dehnung der Schultergürtelmuskulatur.

22. Seitlich an der Wand stehen. Der linke Arm wird seitlich nach hinten gehalten, die Hand liegt am Beckenrand. Das linke Bein steht leicht vorne. Jetzt die Schulter langsam nach vorne Richtung Wand verlagern und eine Dehnung aufbauen. Ca. 10–15 Sekunden halten, dann entspannen *(Foto 114)*.

Ziel: Dehnung Brustmuskulatur.

Hinweis: Je nachdem wie hoch der Oberarm gehalten wird, werden verschiedene Anteile der Brustmuskulatur gedehnt.

Foto 111 ▽

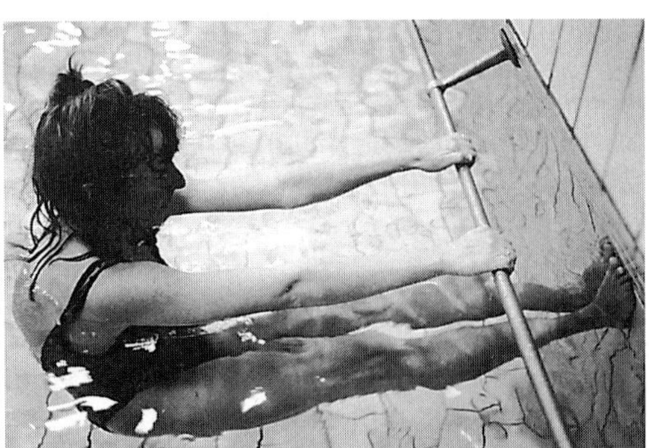

Foto 112 ▽

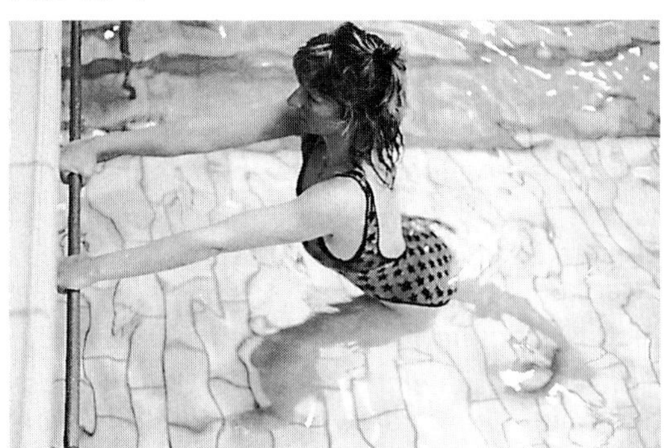

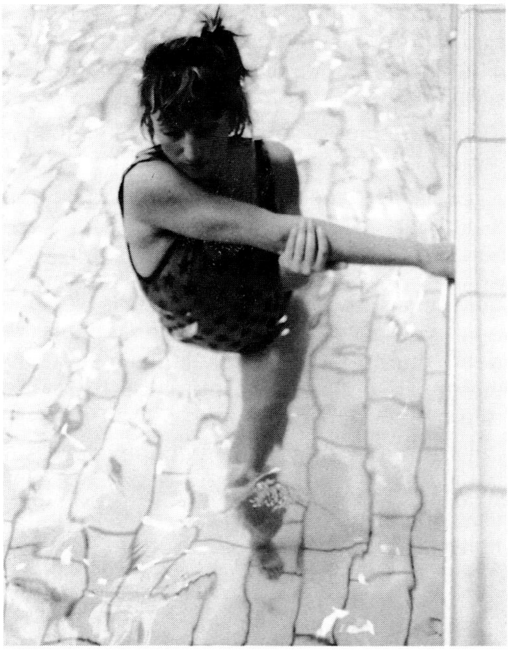

Foto 113 △

Hinweis: Den Oberkörper nicht abbeugen – aufrecht halten.

23. Im Stand den Kopf langsam (!) nach rechts und links neigen.

Ziel: Mobilisation Halswirbelsäule.

Hinweis: Bei Schwindel oder Schmerzen diese Übung beenden.

24. Seitstand mit Handfassung links. Rechtes Knie und Nase zusammenführen, Seitenwechsel *(Foto 115)*.

Ziel: Mobilisation Wirbelsäule.

Hinweis: Übung in mittlerem Tempo ausführen.

Foto 115 ▽

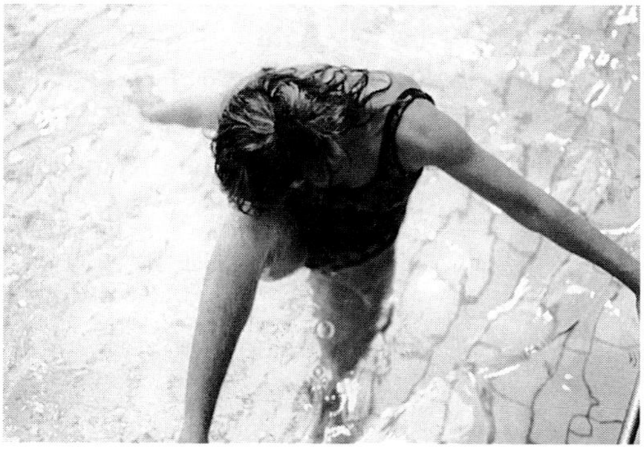

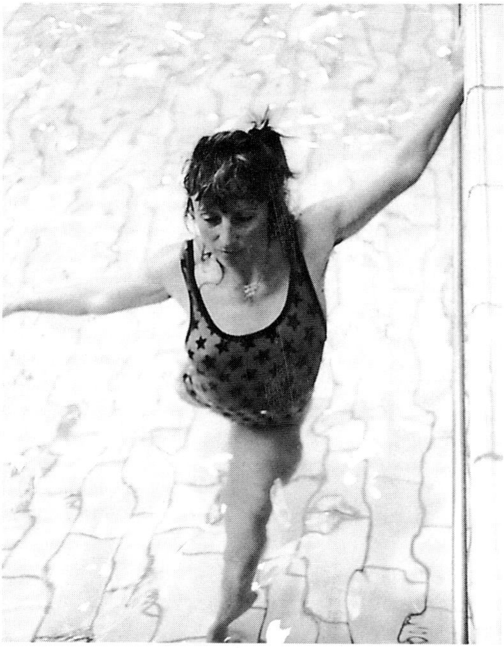

Foto 114 △

25. In der Rückenlage die gestreckten Beine nach unten absinken lassen, Knie anziehen und Beine wieder nach vorne waagerecht wegstrecken.

Ziel: Kräftigung Hüftbeuger undHüftstrecker.

Hinweis: Auf gleichmäßige Atmung achten.

26. Mit der linken Hand am Rand festhalten. Das rechte Bein steht angewinkelt, das linke Bein befindet sich nach rechts weggestreckt unter dem rechten Bein. Langsam wird das Becken nach unten geschoben *(Foto 116)*.

Ziel: Dehnung der hinteren Hüftmuskulatur.

Hinweis: Der Oberkörper sollte gut stabilisiert werden.

Foto 116 ▽

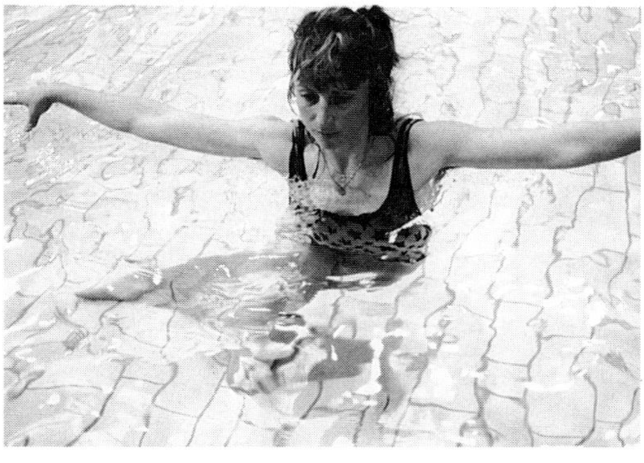

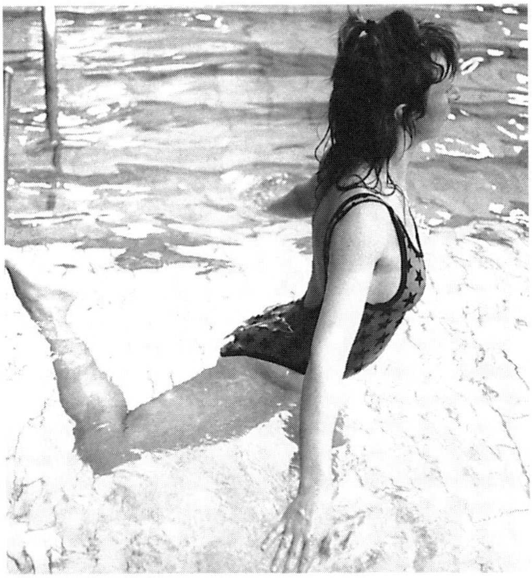

Foto 117 △

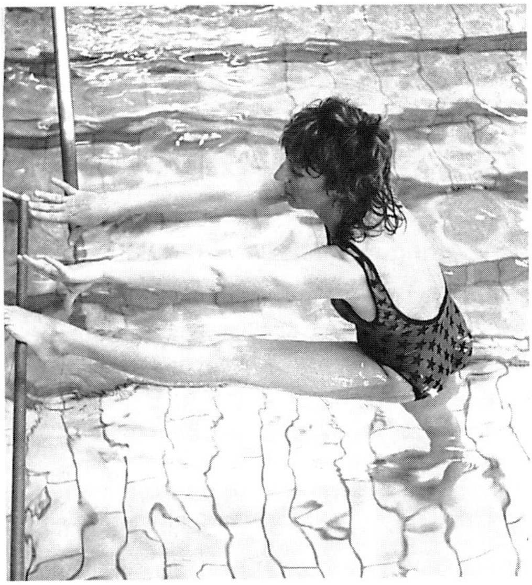

Foto 118 △

▽ Foto 119

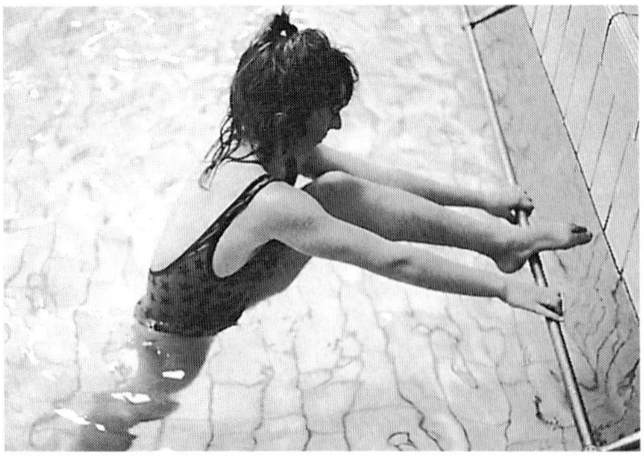

27. Rücklings an der Wand stehen und einen Fuß auf der Stange auflegen. Langsam das Standbein beugen und die Hüfte nach vorne unten schieben *(Foto 117)*.

Ziel: Dehnung vordere Oberschenkelmuskulatur.

Hinweis: Bei dieser Übung nicht ins Hohlkreuz fallen!

28. Ein Bein auf die Stange auflegen. Mit geradem Rücken den Oberkörper soweit nach vorne verlagern, bis eine Dehnung in der hinteren Oberschenkelmuskulatur entsteht. Diese Spannung etwa 10–15 Sekunden halten, danach lockern *(Foto 118)*.

Ziel: Dehnung hintere Oberschenkelmuskulatur.

Hinweis: Kopf in Verlängerung des Rumpfes halten, Oberkörper bleibt gerade, Becken nicht verdrehen.

29. Einen Fuß auf die Stange stellen, das Bein ist angewinkelt. Langsam die Hüfte nach vorne schieben und eine Dehnung in der Hüftbeugemuskulatur aufbauen. Etwa 10–15 Sekunden halten, danach entspannen *(Foto 119)*.

Ziel: Dehnung vordere Hüftmuskulatur.

Hinweis: Beim Vorschieben der Hüfte nicht ins Hohlkreuz ausweichen.

Am Trennseil

1. Den Körper in Rückenlage unter dem Trennseil etwa in Brusthöhe halten und ins Wasser strampeln.

Ziel: Einstimmung, Herz-Kreislauf-Training.

Hinweis: Hilfreich zur Einführung des Rückenbeinschlags.

2. Wie 1., jedoch diesmal einen Brustbeinschlag in Rückenlage ausführen.

Ziel: Einstimmung, Mobilisation Hüftgelenk.

Hinweis: Bei Kniegelenkbeschwerden weniger extreme Ausführung.

3. Den Körper unter dem Seil hin- und herschieben *(Foto 120)*.

Ziel: Wie bei 1. und 2. Streckung der Wirbelsäule durch Rückenlage.

Hinweis: Den Kopf ins Wasser legen.

4. In Bauchlage das Seil mit beiden Händen fassen und sich auf das Seil ziehen. Danach wieder nach hinten wegdrücken.

Ziel: Kräftigung Schulter- und Armmuskulatur.

Hinweis: Beim Zurückschieben ins Wasser ausatmen, beim Heranziehen einatmen.

5. In Bauchlage längs am Seil entlangziehen.

Ziel: Kräftigung Arm- und Schultermuskulatur.

Hinweis: Wird die Übung nur in eine Richtung ausgeführt, bietet sich Zurücklaufen oder Zurückschwimmen an.

6. In Rückenlage das Seil vor der Brust festhalten. Den Körper rechts- und linksherum drehen.

Ziel: Mobilisation Wirbelsäule.

Hinweis: Versuchen, dabei die Schulter geradezuhalten.

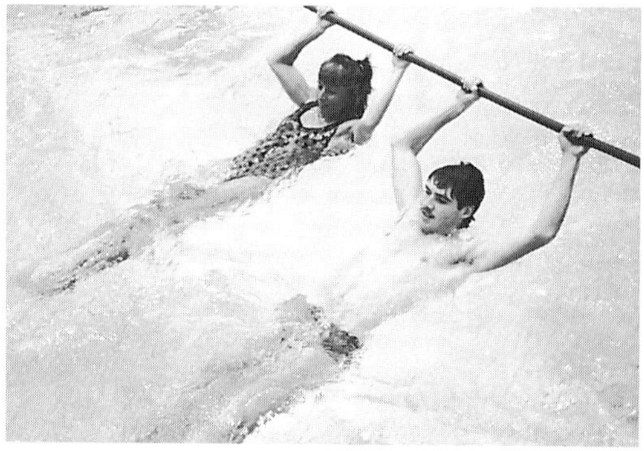

Foto 120 △

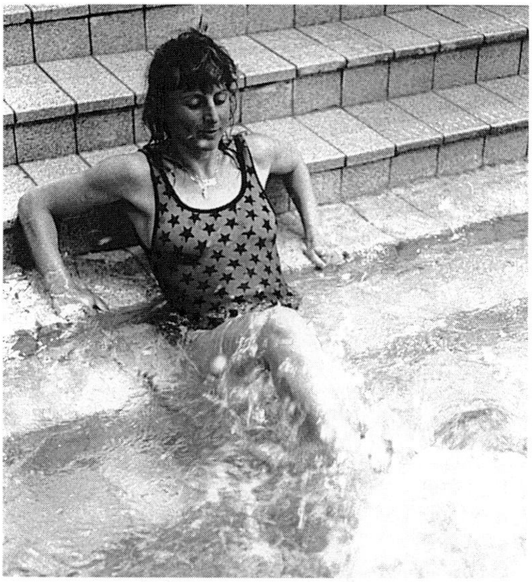

Foto 121 △

Auf der Treppe

1. Sitz auf der Treppe, die Hände stützen den Oberkörper ab. Die gestreckten Beine im Wechsel auf- und abbewegen *(Foto 121)*.

Variation: Die Beine überkreuzen.

Ziel: Wassergewöhnung, Einüben des Rükkenkraul-Beinschlages.

Hinweis: „Gerade Haltung" annehmen.

2. Wie 1., abwechselnd die Füße anziehen und strecken.

Variation: Mit beiden Füßen gleichzeitig anziehen und strecken, kreisen.

Ziel: Wassergewöhnung, Kräftigung untere Beinmuskulatur, Mobilisation.

Hinweis: Diese Formen sind für ältere Teilnehmer gut geeignet.

3. Auf den Händen abstützen und die Hüfte nach oben bis zur Wasseroberfläche heben. Absenken lassen und wieder anheben *(Foto 122)*.

Ziel: Schulung des Körpergefühles und des Gleichgewichtes.

Hinweis: Der Übende soll den Auftrieb des Wassers erfühlen.

▽ Foto 122

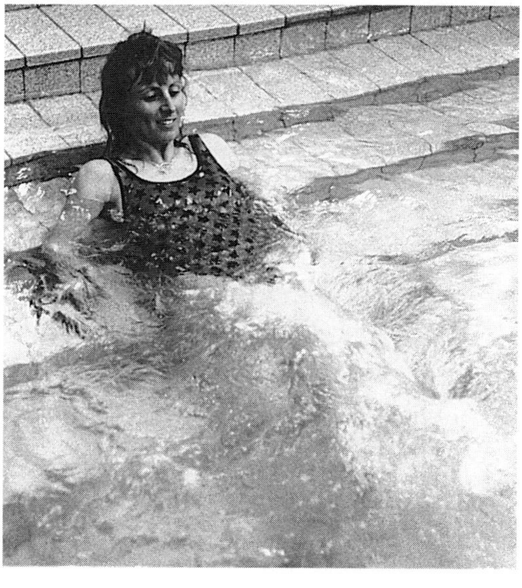

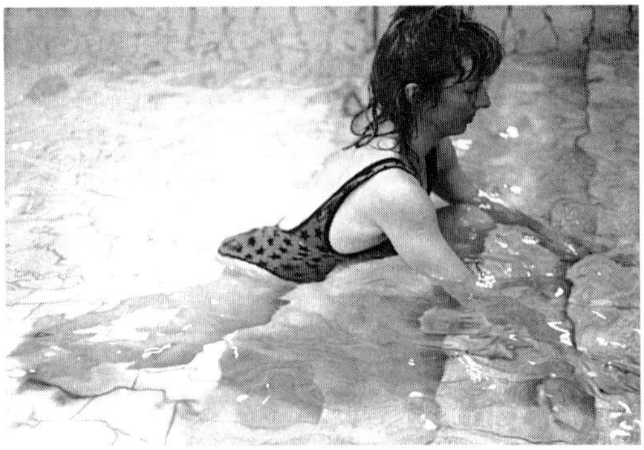

Foto 123 △

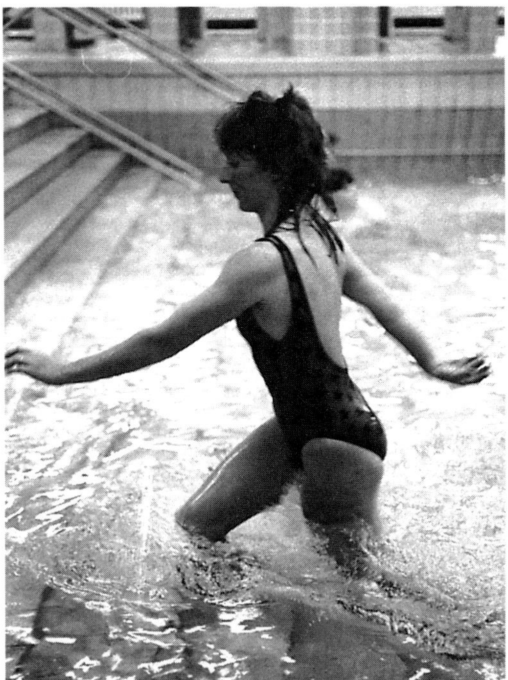

Foto 124 △

▽ Foto 125

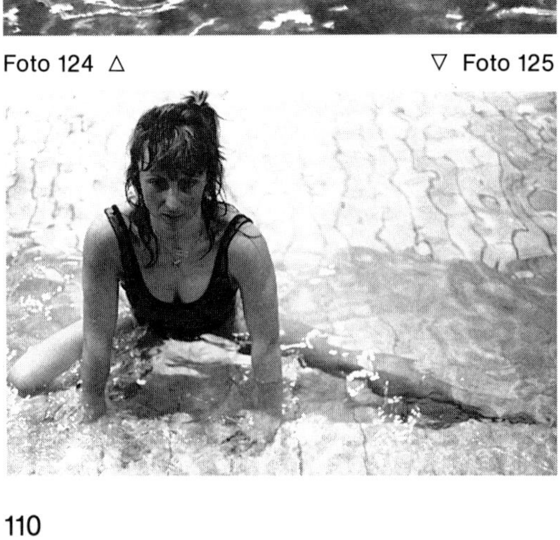

4. Anheben der Hüfte wie bei 3., Rückenkraulbeinschlag.

Ziel: Kräftigung Hüft- und Beinmuskulatur.

Hinweis: Bei älteren Teilnehmern ist die Stützphase evtl. zu anstrengend.

5. Liegestütz rücklings, im Wechsel jeweils ein Bein nach oben aus dem Wasser heben und wieder absenken.

Variation: Knie anziehen.

Ziel: Körperstreckung, Kräftigung Hüftbeuger.

Hinweis: Die Finger zeigen beim Abstützen nach vorne innen.

6. Bäuchlings die Hände auf der Treppe abstützen und in den Liegestütz gehen. Wechselseitig jeweils ein Bein anziehen und wieder strecken *(Foto 123)*. Rumpf stabilisieren.

Variation: Ausführung im Springen.

Ziel: Kräftigung Schultergürtel, Hüftbeuger und -strecker, Herz-Kreislauf-Training.

Hinweis: Diese Übung ist anstrengend, deshalb der Gruppe anpassen.

7. Stellung wie 6., jetzt Liegestütz ausführen.

Ziel: Kräftigung Schulter- und Armmuskulatur.

Hinweis: Auf korrekte Bewegungsausführung und auf Körperspannung achten.

8. Liegestütz rücklings. Wechsel auf Liegestütz vorlings durch Drehen des Körpers und Übergreifen jeweils einer Hand.

Ziel: Gleichgewichtsschulung, Kräftigung obere Körperhälfte.

Hinweis: Die Übung ist mit gestrecktem Körper einfacher durchzuführen.

9. Die Treppe hinauf- und hinuntersteigen *(Foto 124)*.

Variation: Temposteigerung.

Ziel: Aufwärmen, Einstimmung.

Hinweis: Bei glatten Fliesen wegen Verletzungsgefahr diese Übung auslassen.

10. Auf der unteren Treppenstufe in Grätschstellung langsam die Hüfte nach unten schieben und in der inneren Hüftmuskulatur eine Dehnung aufbauen. Zur Stabilisierung können die Hände an eine der oberen Stufen greifen. Die Dehnung etwa 10–15 Sekunden halten, danach lockern *(Foto 125)*.

Ziel: Dehnung der inneren Hüftmuskulatur (Adduktoren).

Hinweis: Je nach Fußstellung werden verschiedene Teile der Muskulatur gedehnt.

Im tiefen Wasser

1. Griff mit dem Gesicht zum Beckenrand, den gestreckten Körper nach oben ziehen und wieder senken – „Klimmzüge".

Ziel: Kräftigung Arm-, Brust- und Schultermuskulatur.

Hinweis: Bei überhängendem Beckenrand den Kopf etwas zurücknehmen.

2. Stellung wie 1., jetzt am Beckenrand entlangziehen.

Ziel: Kräftigung der oberen Körperpartien.

Hinweis: Alle ziehen in die gleiche Richtung.

3. Mit dem Gesicht zur Wand am Rand festhalten, langsam die Füße von unten am Rand bis zur Hocke hochziehen und wieder absenken.

Ziel: Mobilisation Wirbelsäule, Körperwahrnehmung.

Hinweis: Oben die Knie heranziehen, Füße aufstellen und den Rücken rund machen.

4. Rücklings am Beckenrand festhalten, der Rücken liegt an der Wand an. Anheben der gestreckten Beine bis zur Waagerechten, wieder absinken lassen.

Ziel: Kräftigung Rumpf- und Hüftbeugemuskulatur.

Hinweis: Die Bewegung aus der Hüfte führen.

5. In der Bauchlage an der Wand festhalten und kräftig ins Wasser strampeln.

Variation: In der Rückenlage.

Ziel: Gestreckte Körperlage, Kräftigung der Gesäß- und Beinmuskulatur.

Hinweis: Durch Motivation Tempowechsel bewirken.

6. Ohne Handfassung mit den Füßen das Wasser nach unten wegtreten („Wassertreten").

Ziel: Kräftigung Beinmuskulatur.

Hinweis: Zur Unterstützung des Auftriebs evtl. mit den Armen rudern.

7. In der Rückenlage ganz entspannt aufs Wasser legen. Tief einatmen und langsam ausatmen.

Ziel: Entspannung.

Hinweis: Falls die Beine absinken, leicht mit den Beinen und Händen paddeln.

8. In der Bauchlage die Beine anhocken und eine Rolle vorwärts ausführen. Bei der Rolle durch die Nase ausatmen.

Ziel: Spaß.

Hinweis: Nur mit Geübten durchführen.

XI.
Spiel und Spaß im Wasser

Kleine Wasserspiele
Attraktionen im Schwimmbad

Kleine Wasserspiele

Das „Spielen“ ist ein Ausdruck von Lebensfreude.

Spielen im Wasser bedarf keiner Voraussetzung – höchstens der, schwimmen zu können.

Die „Kleinen Wasserspiele“ gehören in jede Wassergymnastik

Kleine Wasserspiele haben positive Wirkungen auf unsere psychische und physische Gesundheit – sie sind ein wesentliches Element der WAGUS-Ideologie.

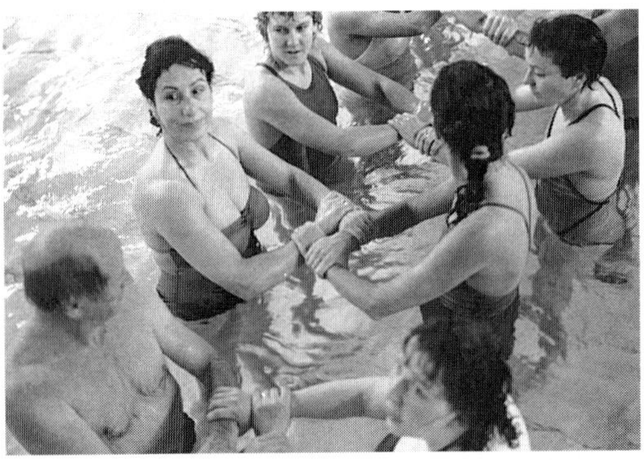

Foto 126 △ ▽ Foto 127

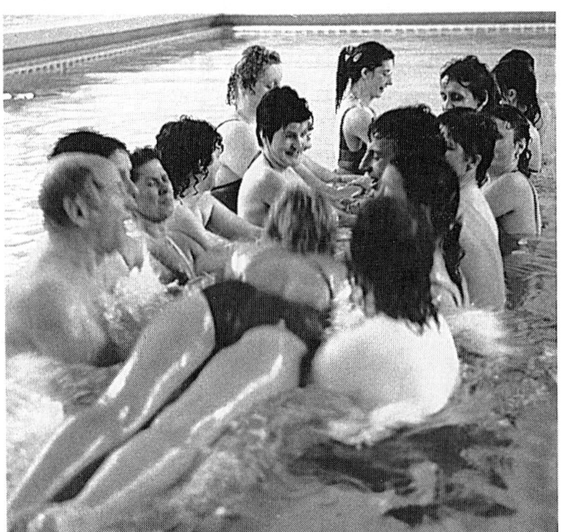

Die Schulung der Ausdauer, Kräftigung der gesamten Muskulatur, Verbesserung der Beweglichkeit und Förderung der Koordination und Geschicklichkeit sind positive physische Begleiterscheinungen.

Wichtig sind sie jedoch im psycho-sozialen Bereich, denn die obengenannten physischen Auswirkungen erreichen wir auch durch eine „simple Zweckgymnastik“.

Spaß und Freude, Kommunikation und Integration geben den „Kleinen Wasserspielen“ ihren eigentlichen Stellenwert. Durch die ungezwungene und lockere Gruppenatmosphäre, in der sich alle Teilnehmer fröhlich und ungezwungen bewegen, wird eine psychische Entkrampfung erreicht.

Bewegung soll Spaß machen und eine dauerhafte positive Einstellung zu Bewegungsprogrammen – insbesondere zur Wassergymnastik – bewirken. Allein die Einsicht in den gesundheitlichen Wert der Programme ist für eine dauerhafte aktive Betätigung in den meisten Fällen nicht ausreichend.

1. *Fliegender Fisch*

Spielbeschreibung: Die Spieler stehen sich paarweise gegenüber und verschränken ihre Hände x-förmig, d. h. rechte Hand umfaßt linkes Handgelenk, linke Hand faßt rechten Unterarm des Partners. Die Paare stehen dicht nebeneinander und bilden eine Gasse *(Foto 126)*. Ein Spieler legt sich an einem Ende der Kette auf die Hände. Durch Schwingen der Arme versuchen die anderen Mitspieler, den „steifen Fisch“ ans andere Ende zu befördern *(Foto 127)*.

Organisatorische Hinweise: Den Mitspieler nicht zu hoch schleudern. Uhren und Schmuck sollten abgenommen sein.

2. *Baumstammflößen*

Spielbeschreibung: Paarweise im Abstand von zwei Schritten gegenüberstellen. Die Paare bilden wieder eine Gasse. Einer der Mitspieler legt sich an einem Ende der Gasse gestreckt auf den Bauch. Die Mitspieler schieben den „Baumstamm“ an das andere Ende. Dort stellt er sich auf, der nächste ist an der Reihe *(Foto 128)*.

Organisatorische Hinweise: Der Baumstamm sollte sich richtig steif machen. Vorsicht, nicht zu nahe an den Beckenrand kommen! Bei einem kurzen Becken immer ein Stück nachrücken.

3. *Wagenrennen*

Spielbeschreibung: Zwei Spieler stehen nebeneinander und falten ihre Hände hinter dem Rücken. Ein dritter stellt seine Füße auf die gefalteten Hände und hält sich an den Schultern seines „Wagens“ fest. Das Rennen wird zwischen mehreren Wagen durchgeführt *(Foto 129)*.

Organisatorische Hinweise: Als Startlinie kann der Beckenrand gewählt werden, zugleich ist das Aufsitzen erleichtert. Wird an einer Seite gewendet, zählt die Bauchberührung der Wand als Mal.

4. *Höhlentauchen*

Spielbeschreibung: Zwei Mannschaften stehen nebeneinander, die Spieler einer Mannschaft mit gegrätschten Beinen hintereinander. Der letzte in der Reihe taucht von hinten nach vorne durch die gegrätschten Beine und stellt sich vorne wieder an.

Organisatorische Hinweise: Start und Ziellinie festlegen, jedoch Vorsicht vor der Beckenwand.

5. *Fließband*

Spielbeschreibung: Die Spieler stehen hintereinander und strecken ihre Hände nach oben. Ein leichter Spieler wird von zwei anderen auf die Arme des Fließbandes gelegt und wird dort dann weitertransportiert *(Foto 130)*.

Organisatorische Hinweise: Zwei Spieler begleiten das „Förderstück“ bis zum Ende des Fließbandes.

6. *Plumpsschlange*

Spielbeschreibung: Die Spieler stellen sich mit dem Rücken zum Becken an den Beckenrand. Jetzt haken sich alle bei den Nebenleuten ein und gehen in die Hocke. Ein Ende wird ins Wasser gestoßen, so daß durch Kettenreaktion alle anderen nacheinander ins Wasser fallen *(Foto 131)*.

Organisatorische Hinweise: Wichtig ist, daß alle in die Knie gehen, damit die Höhe gering gehalten wird. Nur bei ausreichender Wassertiefe durchführen.

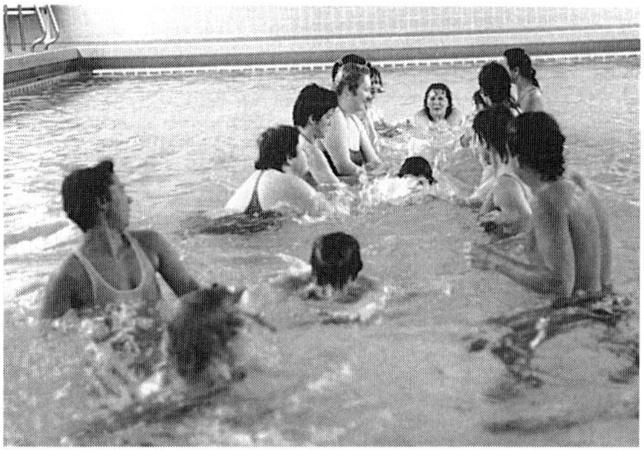

Foto 128 △

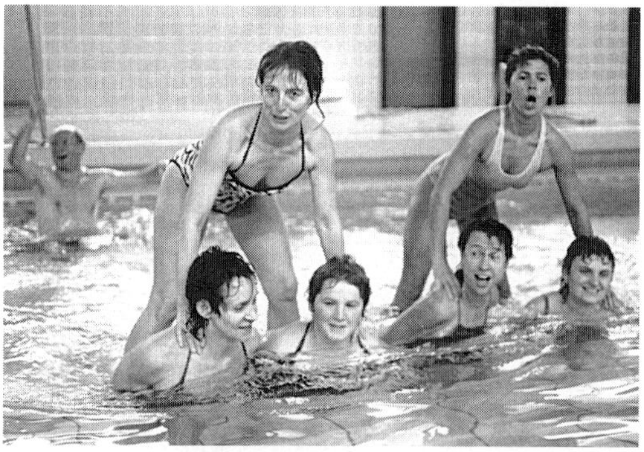

Foto 129 △

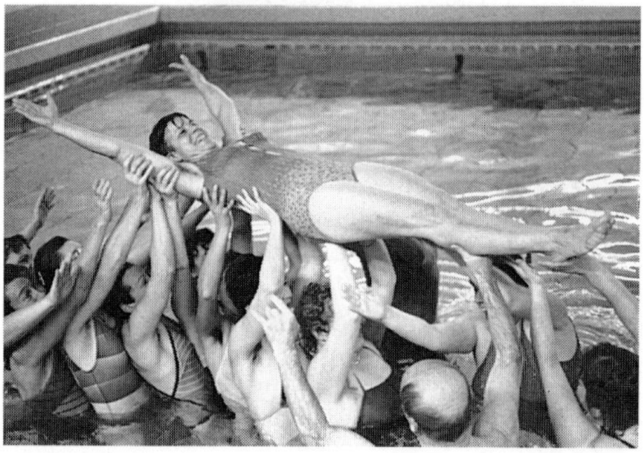

Foto 130 △

▽ Foto 131

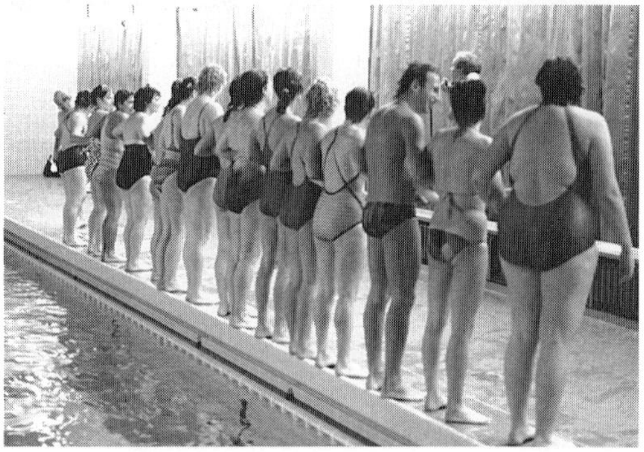

7. *Achterbahn*

Spielbeschreibung: Die Spieler sitzen am Beckenrand hintereinander mit gegrätschten Beinen. Auf das Kommando des Spielleiters bewegt sich die Achterbahn nach oben, nach unten und zur Seite. Bei einer Seitbewegung Richtung Becken wird der „Kopf" der Bahn ins Wasser geschubst, so daß alle nachfolgen *(Foto 132)*.

Organisatorische Hinweise: Die Spieler sollten ganz am Beckenrand sitzen. Will man die ganze Reihe zusammen in das Wasser fallen lassen, kann man dies durch einfache Anweisungen erreichen. Bevor die „Achterbahn" eine Bewegung in Richtung Becken ausführt, läßt man sie sich vorher in die andere Richtung bewegen, d. h. zum Beispiel erst nach links, dann in Richtung Becken. Die Bahn hat so genügend Schwung, um gemeinsam ins Becken zu fallen.

8. *Fischefangen*

Spielbeschreibung: Ein Kreis mit Handfassung wird aus einer Gruppe, z. B. Männer, gebildet. Die andere Gruppe, z. B. Frauen, muß versuchen, aus dem Fischernetz auszubrechen *(Foto 133)*.

Organisatorische Hinweise: Die Fischfänger sollten die Fische nicht durch Gewalt am Ausbruch hindern – immer an die Mitspieler denken.

9. *Wackelschlange*

Spielbeschreibung: Zwei Mannschaften stehen hintereinander. Jeder streckt seine linke Hand durch die gegrätschten Beine nach hinten und ergreift mit der rechten Hand die linke Hand des Vordermanns. Welche Gruppe legt als erste eine bestimmte Strecke zurück?

10. *Fliegender Holländer*

Spielbeschreibung: Kreisaufstellung mit Handfassung, ein Paar mit Handfassung umkreist die anderen. Das umlaufende Paar trennt aus dem Kreis ein anderes Paar heraus. Jetzt beginnt der Wettlauf. In entgegengesetzter Richtung laufend, versuchen beide Paare als erste die Lücke zu erreichen.

Organisatorische Hinweise: Wenn sich beide Paare begegnen, muß das erste Paar nach außen ausweichen.

11. *Alles raus*

Spielbeschreibung: Es werden zwei Mannschaften gebildet, die sich an beiden Frontseiten innerhalb des Wassers aufstellen. Alle zur Verfügung stehenden Gegenstände werden ins Wasser geworfen. Auf ein Startkommando versuchen beide Mannschaften, soviel Gegenstände wie möglich auf den Beckenrand ihrer Seite zu legen.

Organisatorische Hinweise: Nicht mit Hineinspringen durchführen, da Verletzungsgefahr. Jeder darf immer nur einen Gegenstand transportieren.

12. *Reiterkampf*

Spielbeschreibung: Zwei Reiter sitzen auf den Schultern ihrer Pferdchen. Welcher Reiter stürzt oder fällt als erster vom Pferd? Man darf auch nachhelfen.

Organisatorische Hinweise: Ein altes Spiel – doch wird es immer gerne gespielt.

Foto 132 ▽

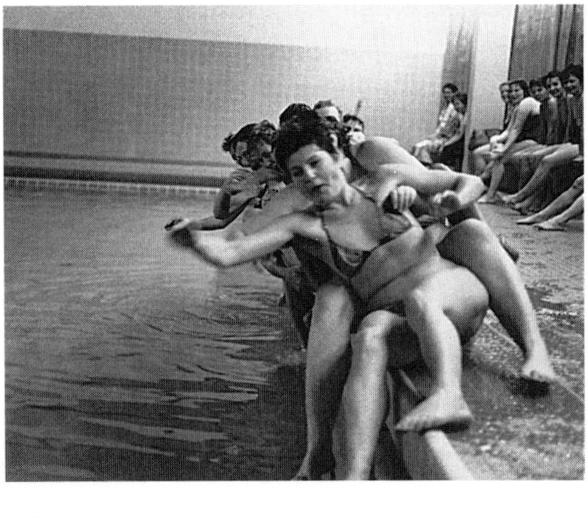

Foto 133 ▽

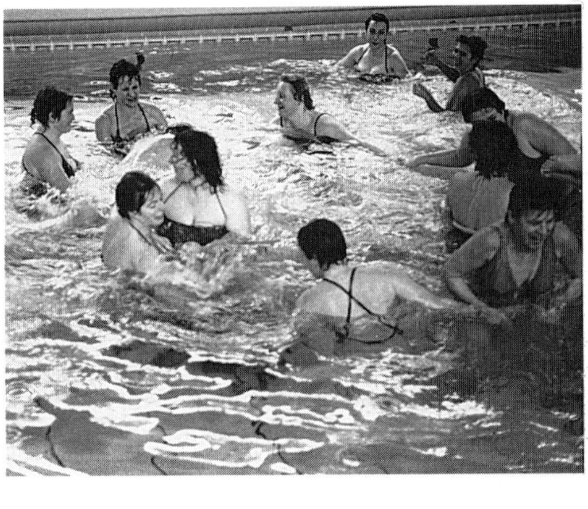

13. *Luftmatratzenstaffel*

Spielbeschreibung: Jeweils vier bis sechs Personen bilden eine Mannschaft, die im Wettkampf gegen eine andere Mannschaft antritt. Jeweils zwei Spieler besteigen die Matratze, die anderen spielen Flößer und transportieren „die zwei“ auf die andere Seite. Dort wird gewechselt. Das Ganze wird so oft veranstaltet, bis alle einmal oben waren.

Organisatorische Hinweise: Je nach Teilnehmerzahl und Anzahl der vorhandenen Luftmatratzen sollte man das Spiel abwandeln.

14. *Schwarzer Mann*

Spielbeschreibung: Alle, bis auf einen, stehen an einer Seite des Beckens. Dieser eine steht in der Mitte des Beckens und darf sich nur auf einer gedachten Linie nach rechts und links bewegen. Nach der Gruppenantwort auf die Frage des schwarzen Mannes „Wer hat Angst vorm schwarzen Mann“ laufen alle los und versuchen, ohne abgeschlagen zu werden, auf die andere Seite zu kommen. Schaffen sie es nicht, müssen sie ebenfalls in die Mitte.

Attraktionen im Schwimmbad

1. *Schwebende Bahn, „Wasserlaufbahn“*

Spielbeschreibung: Die lange Gummibahn wird über das Wasser gespannt. Auf Kommando dürfen die Kinder hintereinander über die Bahn laufen, hüpfen, krabbeln, kriechen usw.

Organisatorische Hinweise: Entscheidend ist, die Phantasie der Kinder anzuregen, jedoch sollte immer nur ein Kind über die Bahn laufen, und wenn es fällt, schnell die Bahn verlassen.

2. *Seeschlange und Seestern*

Spielbeschreibung: Eine Attraktion für jedes Schwimmbad. Beachten sollte man, daß die Wassertiefe ausreichend auch für Kopfsprünge ist. Ist das Bad voll, werden vermutlich sich nur Jugendliche am Stern tummeln, da sich kleine Kinder nicht herantrauen.

Organisatorische Hinweise: Erfahrungsgemäß dauert das Aufpumpen mit einem Kompressor einige Minuten, ein umgesteckter Staubsauger ist schneller.

3. *Wasserski*

Spielbeschreibung: Zwei Styropor- bzw. Gummibehälter als Ski und Metallstangen mit Styroporschutz als Stöcke, ermöglichen Kindern wie auch Erwachsenen über das Wasser zu laufen.

Organisatorische Hinweise: Hier eignen sich Wettläufe mit mehreren Teilnehmern.

4. *Autoschläuche*

Spielbeschreibung: Mit diesem Medium sind vielfältige Spiele und Spielvariationen möglich, z. B. Bootchenfahren, Reifenspringen, Zielwurf usw.

Organisatorische Hinweise: Die Ventile der Schläuche müssen mit Klebeband o. ä. zugeklebt werden, um Kinder vor Rißwunden zu schützen.

5. *Luftmatratzen*

Spielbeschreibung: Ähnlich wie bei den Autoschläuchen lassen sich hier viele Spiele finden, z. B. Luftmatratzenrennen, Luftmatratzentauziehen, Luftmatratzenversenken.

Organisatorische Hinweise: Es ist zu beachten, daß sich je nach Luftmatratzenzahl nur eine ganz bestimmte Anzahl von Jugendlichen beschäftigen läßt.

6. *Erdballwettkampf*

Spielbeschreibung: Zwei Mannschaften sitzen sich am Beckenrand gegenüber. Auf ein Startkommando wird der Ball in Höhe der Beckenmitte von der Seite hineingerollt. Jede Mannschaft muß versuchen, den Ball zur Seite des Gegners zu bekommen.

Organisatorische Hinweise: Vor allem Eltern mit kleinen Kindern müssen zur Vorsicht angehalten werden, da ein fallender Erdball für Kinder gefährlich werden könnte.

7. *Wasservolleyball*

Spielbeschreibung: Ein schwimmendes Netz und ein Wasserball genügen, um ein Spiel für jung und alt anbieten zu können.

Organisatorische Hinweise: Das schwimmende Netz kann mit einem schweren Kanister am Boden befestigt werden.

8. *Münztauchen*

Spielbeschreibung: Eine Handvoll Medaillen, viele Kinder und ein Becken zum Tauchen – eine weitere Attraktion ist perfekt. Die Medaillen werden im Wasser versenkt, auf ein Kommando dürfen dann alle danach tauchen.

Organisatorische Hinweise: Die Wassertiefe sollte dem Alter angemessen sein, jedoch lieber zu wenig tief als zu viel.

XII. Rückenschwimmen – heilsam für die Wirbelsäule

Die Vorteile des Rückenschwimmens
Warum ist das Rückenschwimmen so heilsam bei Rückenbeschwerden?
Die Technik des Rückenschwimmens
Vorbereitende Übungen
Wieviel sollten wir schwimmen?

Die Vorteile des Rückenschwimmens

Es gibt viele Bücher, in denen man über das Erlernen der Schwimmtechniken nachlesen kann. Die Beschreibung aller Techniken (Delphin, Brust, Kraul und Rücken) würde den Rahmen dieses Buches sprengen. Spricht man jedoch von Gesundheit im Wasser, darf das Rückenschwimmen nicht fehlen.

Die Rückenlage bietet gegenüber anderen Schwimmtechniken einige Vorteile:

– Der Körper befindet sich komplett im Wasser. Durch den Auftrieb bleiben wir „auf dem Wasser" liegen und benötigen nur wenig Ausgleichsbewegungen, um das Absinken der Beine zu vermeiden. Das bietet die Möglichkeit zur Entspannung und zum Ausruhen.

– Als schwierig wird beim Erlernen der einzelnen Schwimmtechniken von vielen Personen die Atmung empfunden. In der Rückenlage entfällt dieses Problem fast vollständig, da sich der Mund über Wasser befindet und ein freies Atmen ermöglicht.

Wo Vorteile sind, gibt es aber meist auch Nachteile: Leider haben wir hinten noch keine Augen. Das soll jedoch nicht heißen, daß wir uns beim Rückenschwimmen nicht orientieren können. Es gibt immer Stellen, die uns als Orientierungshilfe dienen können, z. B. der Startblock, der Beckenrand usw.

Warum ist das Rückenschwimmen so heilsam bei Rückenbeschwerden?

– Das Rückenschwimmen bietet der Wirbelsäule die bestmöglichste Entlastung. Die Stoßbelastung auf die Bandscheiben entfällt – sie können besser regenerieren.

– Bei richtiger Wasserlage wird das Kinn zur Brust genommen. Dadurch streckt sich die Halswirbelsäule, die Nackenmuskeln entkrampfen, und die Hals-Nackenmuskulatur wird gestrafft.

– Der Körper liegt lang im Wasser, dadurch streckt sich die Hüfte und die Lendenwirbelsäule.

– Durch den Wechselarmzug wird die Muskulatur des Brustkorbes gedehnt, die Schultergelenke mobilisiert und die Muskulatur der Arme, der Schulter und des Nackens besser durchblutet und dabei gekräftigt.

– Der Beinschlag trainiert die Oberschenkel, die Gesäß- und Bauchmuskulatur.

Auswirkungen des Rückenschwimmens auf den Körper

Verkürzte Muskulatur wird gedehnt und entkrampft	Schlaffe Muskulatur wird gekräftigt	Wichtige Gelenke werden bewegt und mobilisiert	Der Kreislauf wird angeregt
Nackenmuskulatur Zwischenrippen und Brustmuskeln Hüftbeuger Fuß- und Schienbeinmuskeln	Hals- und Kinnmuskulatur obere Rückenmuskulatur Arm- und Schultermuskulatur Brustmuskulatur Bauch- und Gesäßmuskulatur Oberschenkelmuskulatur	Schultergelenke Hüfte Knie Streckung der Wirbelsäule Fußgelenke	

Die Technik des Rückenschwimmens

Armbewegungen

Beide Arme beschreiben eine wechselseitige Kreisbewegung rückwärts, wobei die eine Hand das Wasser verläßt, wenn die andere Hand gestreckt hinter dem Kopf eintaucht. Die Bewegung ist also gerade um 180 Grad versetzt und gewährleistet somit einen konstanten Antrieb.

Überwasserphase:

Der Arm wird am Ende der Druckphase gestreckt aus dem Wasser herausgehoben und schwingt locker und entspannt über die Senkrechte hinter den Kopf und setzt dicht neben dem Kopf ins Wasser ein. Die Hand wird in der Luft nach außen gedreht, so daß der kleine Finger jeweils zuerst eintaucht.

Achte darauf:

Der Arm wird gestreckt geschwungen und auch eingesetzt. Vor dem Eintauchen berührt der Arm fast das Ohr. Er wird nicht gebeugt und auch nicht zu weit vom Körper eingesetzt. Der Arm ist entspannt.

Zugphase:

Um einen Antrieb zu erzeugen, müssen wir den Widerstand des Wassers ausnützen. Das ist dann gewährleistet, wenn die Handfläche immer senkrecht zum Wasser bzw. im rechten Winkel zur Schwimmrichtung steht. Nach dem Einsetzen wird der Arm gebeugt. Wenn die Hand an der Schulter vorbeizieht, erreicht der Ellbogen eine Beugung von 90 Grad.

Achte darauf:

Die Hand versucht den Ellbogen einzuholen. Zieht der Ellbogen zuerst Richtung Fuß, wird die Antriebsfläche verkleinert, die Hände können kaum Wasser fassen. Die Wasseroberfläche wird nicht mit der Hand durchbrochen. Von der Seite gesehen, bilden Hand und Ellbogen ein Dreieck. Der Arm zieht keinesfalls gestreckt durchs Wasser.

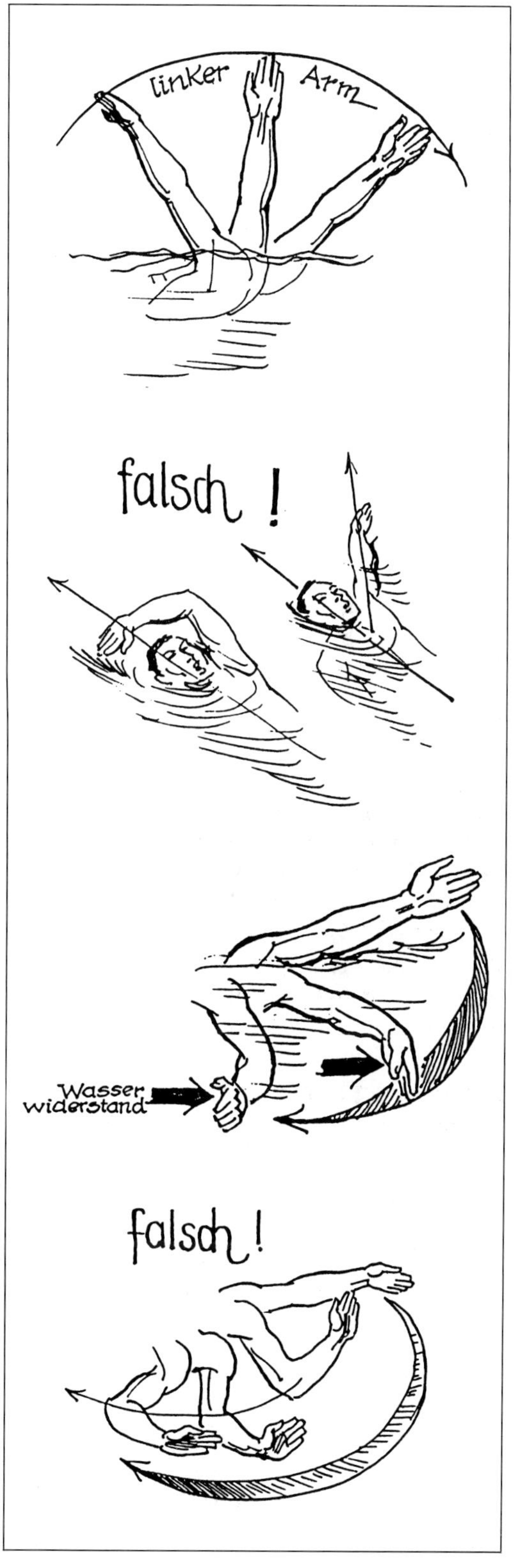

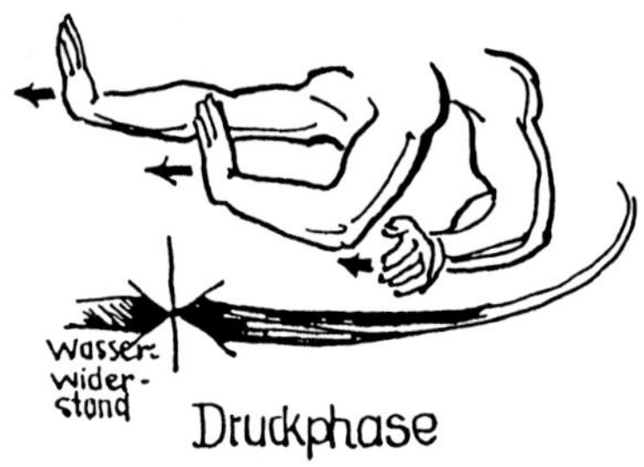

Druckphase:

In der Druckphase „drückt“ die Hand das Wasser entlang des Körpes Richtung Füße, bis der Ellbogen ganz gestreckt ist. Dabei drückt die Hand in der Endphase leicht nach unten aufs Wasser und erhöht so den Impuls für die anschließende Schwungbewegung.

Achte darauf:

Bis zur Streckung des Armes wird der ganze „Schub“ ausgenutzt. Auch in dieser Phase wird mit der Hand dem Wasserwiderstand nicht ausgewichen.

Beinschlag

Die Beine werden abwechselnd auf- und abgeschlagen. Die Abwärtsbewegung wird mit fast gestreckten Beinen ausgeführt. Am Ende werden Fuß- und Oberschenkel gebeugt. Die Aufwärtsbewegung wird durch den Oberschenkel eingeleitet; ein Peitschen des Unterschenkels mit einem leichten „Kick“ im Fußgelenk streckt das Bein. Die Füße sind dabei leicht nach innen gedreht.

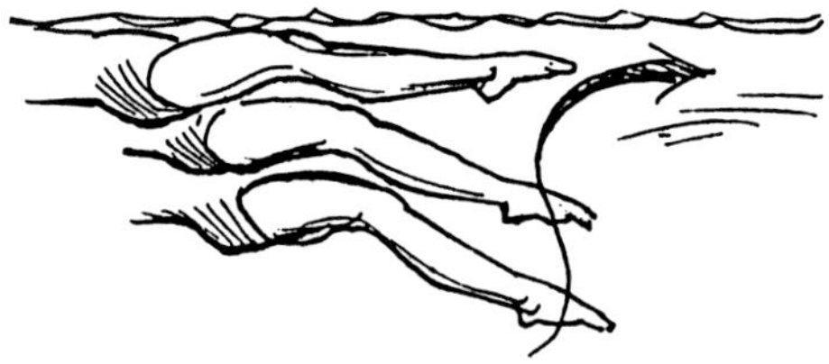

Gestrecktes Bein nach unten.
Knie leicht gebeugt, aufwärts.
Mit einem „Kick“ das Bein strecken.

Achte darauf:

Nicht wie ein Radfahrer das Wasser wegtreten. Die Füße sollen beim Aufwärtsschlag lediglich das Wasser aufwallen und nicht die Wasseroberfläche durchbrechen. Die Knie bleiben unter Wasser. Die Beine sind in der Abwärtsbewegung meist gestreckt.

Gesamtbewegung

Im Freizeitschwimmen ordnet sich der Rhythmus des Beinschlags dem des Armzugs unter. In der Regel werden während einer kompletten Armbewegung beider Arme sechs Beinschläge (Sechserrhythmus) ausgeführt. Der Armzug bedingt die seitliche Abweichung des Körpers, die durch den Beinschlag und eine Rollbewegung des Körpers um die eigene Längsachse ausgeglichen wird. Der Kopf bleibt ruhig liegen.

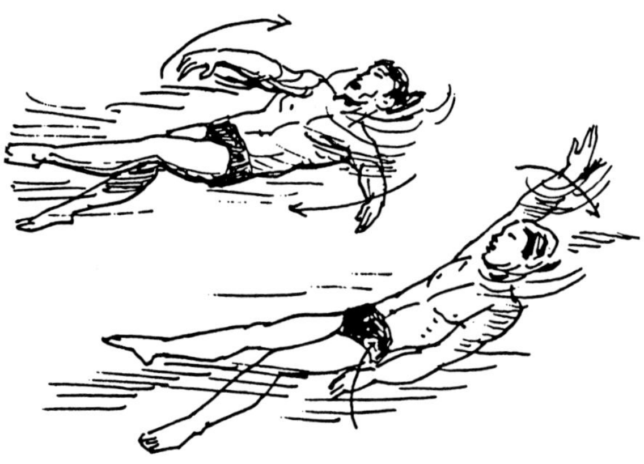

Der Körper liegt fast in gestreckter Haltung im Wasser, die Hüfte ist dabei nur knapp unter der Wasseroberfläche. Die Ohren befinden sich an der Wasseroberfläche, das Kinn wird Richtung Brust gedreht. Das erleichtert dem Schwimmer die Orientierung im Becken. Durch die erleichterte Atmung sollte der Schwimmer nicht dazu verleitet werden, unregelmäßig zu atmen.

Achte darauf:

Vermeide eine sitzende Haltung. Nimm den Kopf nicht in den Nacken und überstrecke dich nicht.

Vorbereitende Übungen

1. Armkreisen vorwärts und rückwärts mit gestreckten Armen. Zuerst nur mit einem Arm, danach mit beiden Armen, anschließend mit beiden Armen um 180 Grad versetzt.

2. Seitlich zur Wand stehen und mit dem wandnahen Arm kreisen, ohne die Wand zu berühren. Dabei die Führung des Armes beobachten.

3. Sitz auf der Treppe. Die Fußgelenke im Wechsel strecken und heranziehen. Danach ins Wasser strampeln. Anschließend im stütztiefen Wasser waagerecht auf das Wasser legen, sich mit den Armen abstützen und das Wasser mit den Füßen aufwerfen, „sprudeln". Dabei darauf achten, daß die Knie nicht aus dem Wasser kommen.

4. Partnerübung: Einer führt den Beinschlag aus, der andere stabilisiert durch Unterstützen der Schulterblätter. Danach führt er den Rückenarmzug aus. Der Partner stabilisiert, indem er zwischen den gegrätschten Beinen steht.

5. Getrennt die Arm- und Beinschlagbewegung ausführen. Eventuell eine Auftriebshilfe (Schwimmgürtel, Schwimmbrett, Pullbuoy) zur Unterstützung einsetzen.

Wieviel sollten wir schwimmen?

Ähnlich wie bei der Wassergymnastik müssen wir die Gesetze der Trainingslehre beachten, um hier Aussagen machen zu können.

Um uns fit zu halten, ist eine Schwimmdauer von etwa 20–30 Minuten drei- bis viermal die Woche mit der entsprechenden mittleren Pulsfrequenz von etwa 115–145 Schlägen/Minute (an Land 130–160) schon notwendig. Wenn Sie älter als 50 Jahre sind, ergibt sich die richtige Belastung aus der Formel „165 minus Lebensalter".

Sind Sie im Rückenschwimmen noch nicht so geübt, um diese Zeitdauer durchzuhalten, können Sie selbstverständlich in eine andere Schwimmlage wechseln.

Als Ziel gilt für uns, eine längere Strecke schwimmen zu können.

Für „Anfänger" und all jene, die länger pausiert haben, erkrankt waren oder sich im fortgeschrittenen Alter befinden und sich nicht mehr so „fit fühlen", gilt immer die Regel:

Schwimme immer in gleichmäßigem Tempo, soweit du kannst (1–10 Bahnen). Fühlst du dich erschöpft, mach eine Pause. Diese sollte jedoch nicht zu lange sein, sonst kommt es nicht zur positiven Anpassung des Organismus. Ist sie zu kurz, kommt es zur Überanstrengung.

Am Beginn steht eine kürzere Schwimmstrecke mit entsprechenden Pausen. Durch verschiedene Verhaltensweisen können wir allmählich die Strecken verlängern.

– Ein Gleiten im Wasser erfordert weniger Arm- und Beinbewegungen. Wichtig ist hier, das richtige Maß zu finden. Wird man zu langsam, sinkt man stark ab. Zu hastiges Schwimmen ermüdet unnötig.

– An jeder Wende haben wir Gelegenheit, tief durchzuatmen und uns kräftig abzustoßen.

– Sind wir gewohnt länger zu schwimmen und müssen uns erholen, können wir dies aktiv tun. Nicht an der Wand stehen, sondern in Rückenlage mit leichtem Paddeln durchs Wasser ziehen.

– Schwimmen wir z. B. eine Strecke von 400 m, versuchen wir das nächste Mal, die gleiche Strecke mit weniger Armzügen zurückzulegen. Wir lernen so ökonomisches Schwimmen.

XIII.
Wassergymnastik
Beispiele

Eine Wassergymnastik für die Gruppe
Eine Wassergymnastik für den einzelnen

Eine Wassergymnastik für die Gruppe

Übungs- und Spielformen

Auf dem Beckenrand sitzen und ins Wasser treten, „Fahrradfahren“.

Auf dem Beckenrand sitzend in das Wasser strampeln.

Im Sitz linkes Bein anheben und eine einstellige Zahl in die Luft schreiben, mit dem rechten eine zweistellige, mit dem linken eine dreistellige, mit dem rechten eine vierstellige Zahl.

Im Wasser am Beckenrand festhalten, auf den Bauch legen und in das Wasser strampeln.

Am Beckenrand festhalten, hüpfen und bei jedem zweiten Mal auf dem Beckenrand aufstützen. Das Gesäß dabei anheben.

Die Hüfte drehen und im Wechsel dem rechten und linken Nachbarn die Hand geben.

Am Beckenrand festhalten und mit kleinen Schritten die Wand hochlaufen.

In der Mitte der Wand in die Grätsche gehen und das Gesäß nach rechts und links verlagern (beim Nachbarn anstoßen).

In der Rückenlage an der Wand festhalten und ins Wasser strampeln.

Musik: Hello Josephine; I'm Ready; Baby Face; Whole lotta going shakin on; High school confirm dential (Ricky & The Rockets, 50 Nonstop-Rock-'n'-Roll-Hits).

Dauer: 4:14 Minuten.

***

Kreuz und quer durcheinanderlaufen.

Jedem Vorbeikommenden die Hand geben und einander begrüßen.

Bei jedem einhaken, gemeinsam eine Runde laufen und die Namen austauschen.

Tempo zulegen, bei jedem Musikstop so stehenbleiben, als ob uns ein Zauberer versteinert hätte.

Nur auf den Zehenspitzen gehen, die Arme sind nach oben gestreckt und greifen abwechselnd zur Decke.

Musik: One for You. One for me; La Bionda.

Dauer: 3 Minuten.

***

Bei jedem Musikstop wie ein Sprinter auf der Stelle sprinten, bei Musik locker weitertraben (Musik nur kurz anhalten).

Locker durcheinanderlaufen; bei Pfiff abspringen, eine ganze Drehung ausführen und weiterlaufen.

Durcheinanderlaufen und mit den Händen aufs Wasser klatschen.

Im Wechsel jetzt auf den Fersen gehen, die Finger schnipsen dabei im Rhythmus.

Durcheinanderlaufen und mit den Händen über dem Kopf den Rhythmus mitklatschen.

Durcheinanderlaufen und bei Musikstop einen Partner suchen. Gegenüberstehen, die Hände aneinanderlegen und „Lokomotive“ fahren.

Musik: Jump in the Line (Roberto Delgado, Dacapo Roberto).

Dauer: 2:31 Minuten.

***

Beim nächsten Stop geben sich beide die Hände und schwingen die Arme rechts und links. Anschließend unter den Armen hindurchdrehen.

Rückwärts laufen, bei Musikstop Partner suchen. Einer geht voraus und gibt eine Bewegung vor. Der andere muß wie sein Schatten alles imitieren.

Einbeiniges Hüpfen. Die Arme vor der Brust verschränken und versuchen, den Nebenmann anzurempeln und aus dem Gleichgewicht zu bringen.

Bei Musikstop einen Partner suchen. Der eine liegt entspannt auf dem Rücken, der andere hält unter den Schultern und zieht ihn durchs Wasser.

Musik: Saah – Saah – Lumba – Lumba; La Felicidad; Fett Polka (James Last, Nonstop Dancing 1972).

Dauer: 4:02 Minuten.

***

Roboterspiel

Paarweise zusammenstellen. Einer bewegt sich wie ein Roboter im Wasser auf die

Musik. Der Steuermann kann durch verschiedene Kommandos den Roboter lenken. Ein Klaps auf die linke Schulter bedeutet eine Vierteldrehung nach links. Ein Klaps auf die rechte Schulter entsprechend eine Vierteldrehung nach rechts.

Da ein Roboter sehr empfindlich ist und nicht beschädigt werden darf, ist es gefährlich, ihn anstoßen zu lassen. Durch einen Klaps auf das Gesäß kann man ihn stoppen. Ein leichter Klaps auf den Hinterkopf erhöht nicht nur die Denkfähigkeit, sondern gibt dem Roboter auch den Befehl zum Weiterlaufen.

Der Witz beim Ganzen ist der, daß nach einer Weile der Roboter seine Augen schließt. Er gehorcht blind.

Musik: Brown eyed handsome man; Oh Boy; Come on everybody; Summertime blues; Marie, Marie; The Hucklebuck (Ricky & The Rockets, Nonstop 50 Rock 'n' Roll).

Dauer: 4:49 Minuten.

***

Koordination verschiedener Armbewegungen, z. B. linker Arm nach außen, rechter nach oben usw.

Ins Wasser boxen (nach vorne, zur Seite).

Wasser wegspritzen.

Hammerwerfen, d. h. Arme und Rumpf im Wasser drehen.

Wasser schneiden, Arme wechselseitig durchs Wasser ziehen.

Druck vor der Brust aufbauen, Hände drükken gegeneinander.

Hüftkreisen.

Seitbeuge, der äußere Arm zieht nach oben.

Seitspreizen der Beine.

Musik: Love's Unkind; Love is in the Air; Smile; Singing in the Rain (Paul Kuhn, Pop Hits I, Paul Party Players, Hör Zu).

Dauer: 5:20 Minuten.

***

1 – 2 – 3

Durcheinanderlaufen. Bei Musikstop wird eine Zahl gerufen. Zahl 1 bedeutet: An den Beckenrand laufen und das Wasser nach außen spritzen. 2 bedeutet Rückenlage im Wasser und 3 heißt untertauchen, „Tauchstation". Alles immer bis die Musik weiterläuft. Beim Tauchen die Musik nicht zu lange stoppen.

Musik: C'ant give you anything (James Last, Nonstop Dancing 1972).

Dauer: 1:33 Minuten.

***

Strudel

An der Wand hintereinander entlanglaufen und einen Strudel erzeugen. Langsam beginnen und nach höchster Geschwindigkeit auf den Rücken legen und entspannt treiben lassen.

Hinweis: Nur anwenden, wenn genügend Personen mitmachen (ca. 30), da sonst kaum ein Strudel entsteht.

Musik: Chattanooga Choo Choo (Glenn Miller and his Orchester).

Dauer: 2:45 Minuten.

***

Baumstammflößen

Musik: Que sera.

Eine Wassergymnastik für den einzelnen

1. Am Beckenrand festhalten und Hüpfen: vor- und rückwärts, nach rechts und links. Hüfte drehen, weit aus dem Wasser heraushüpfen. Je viermal wiederholen.

2. „Wellenmachen": Am Beckenrand halten und den Körper kräftig im Wechsel zum Beckenrand heranziehen und wegdrücken. Achtmal wiederholen.

3. Am Beckenrand festhalten, auf den Bauch legen und in das Wasser strampeln. Dauer: 3 x 20 Sekunden.

4. In der Rückenlage am Rand festhalten und ebenfalls in das Wasser strampeln. Dauer: 3 x 20 Sekunden.

5. „Hampelmannspringen". Zehnmal wiederholen.

6. Auf der Stelle traben und die Arme abwechselnd in die Höhe strecken.

Dauer: 3 x 20 Sekunden.

7. Im Wasser gehen und mit den Händen das Wasser wegschieben. Dauer: 30 Sekunden.

8. Hüpfen und die Knie anhocken. Fünfmal wiederholen.

9. Schulterkreisen. Zehnmal wiederholen.

10. Hüftkreisen. Zehnmal wiederholen.

11. Auf die Treppe setzen und abwechselnd die Füße nach vorne strecken und heranziehen. Jede Seite viermal wiederholen.

12. Auf der Treppe sitzen bleiben und langsam die Beine auf- und abschlagen. Darauf achten, daß die Knie nicht die Wasseroberfläche durchdringen – Rückenkraulbeinschlag. Dauer: 30 Sekunden.

13. Rücklings am Beckenrand festhalten, die Knie anziehen und die Beine nach vorne strecken. Danach die Beine absinken lassen. Fünfmal wiederholen.

14. Im Wasser die Arme nach vorne boxen. Zwanzigmal wiederholen.

15. Hammerwerfen: Die Arme vorne falten und den Rumpf im Wechsel rechts und links bewegen. Jede Seite fünfmal wiederholen.

16. Wasserschneiden: Die Arme wechselseitig durch das Wasser ziehen. Je fünfmal wiederholen.

17. Mit einer Hand am Beckenrand festhalten und das äußere Bein seitlich abspreizen. Seitenwechsel. Je fünfmal wiederholen.

18. Hüpfen und die Beine wechselseitig nach vorne öffnen. Zehnmal wiederholen.

19. Frontal am Beckenrand stehen und ein Bein nach hinten stellen. Das vordere Bein ist angewinkelt. Langsam die Ferse des hinteren, gestreckten Beines nach unten auf den Boden drücken. Die Dehnung in der Wade ca. 15 Sekunden halten. Jede Seite zweimal wiederholen.

20. Im Seitstand mit der wandnahen Hand am Beckenrand festhalten. Die andere Hand umfaßt das äußere Sprunggelenk und zieht die Ferse langsam zum Gesäß. Die Dehnung in der Oberschenkelmuskulatur ca. 15 Sekunden halten. Nicht ins Hohlkreuz ausweichen. Jede Seite zweimal wiederholen.

21. Im Stand mit der linken Hand über den Kopf greifen und langsam den Kopf zur linken Seite ziehen. Die Dehnung in der Hals- und Nackenmuskulatur ca. 15 Sekunden halten. Jede Seite zweimal wiederholen.

22. Im Stand den Hinterkopf umfassen. Etwa 5 Sekunden lang mit dem Kopf gegen die Hände drücken (Kopf nicht in den Nacken nehmen). Nach 3 Sekunden Entspannung den Kopf langsam nach vorne ziehen und die Dehnung in der Hals- und Nackenmuskulatur etwa 15 Sekunden lang halten, danach wieder entspannen. Zweimal wiederholen.

23. Im flachen, warmen Wasser auf den Rükken legen und entspannen (den Kopf auf eine Stufe oder ein Gummikissen auflegen). Die Gedanken können dabei umherschweifen. Man stelle sich z. B. vor, man befände sich in der Südsee. Warmes Meereswasser umfließt den Körper, es ist warm, die Sonne scheint, die Palmen bewegen sich leicht in der lauen Brise ... Dauer: 3 Minuten.

XIV.
Tips zur Gerätebeschaffung und Literaturhinweise

Tips zur Gerätebeschaffung

In der Regel können Spiel- und Sportgeräte aus dem Bestand der Vereine bzw. bei städtischen Angeboten aus dem Bestand des Sportamts eingesetzt werden.

Will man Geräte einsetzen, die erst noch beschafft werden müssen, ist der erste Weg, an regionale Sponsoren, z. B. Krankenkassen, Banken, Großfirmen o. ä., heranzutreten, die über vielfältige Werbemittel verfügen.

Kleingeräte wie Luftballons, Bälle usw. können somit oft problemlos ohne größeren Aufwand besorgt werden. Bei Großgeräten sind Verhandlungen zu führen, die einer Einschaltung der vorgesetzten Instanzen wie Vereinspräsident, Sportamtsleiter, Dezernatschef usw. bedürfen. Hierbei sind den entsprechenden Firmen konkrete Vorstellungen bezüglich Kosten, Werbung, Einsatz etc. mitzuteilen.

Hinsichtlich des Geräteeinsatzes sollte man seiner Phantasie freien Lauf lassen. Improvisation und Mut zum Ausprobieren gehört zu jeder Animation. Erst wer alles einmal ausprobiert hat, kann entscheiden, was ihm bzw. was der Gruppe am meisten Spaß macht.

Bei jeder größeren und auch kleineren Beschaffung ist es notwendig, Firmen zu kennen, die das gewünschte Gerät liefern können. Nachfolgend werden einige dieser Firmen genannt.

Benz Turngeräte GmbH
Grüningstraße 1–3
7057 Winnenden/Württemberg

Sport Fahnemann GmbH
Postfach 127
3205 Bockenem 1

Sport Erhard
Postfach 1163
8803 Rothenburg o. d. Tauber

Sport-Thieme
Helmstedter Straße 40
3332 Grasleben

Literaturhinweise

Bereich Wassergymnastik

Barmer-Fitneß-Programm: Plakat Schwimmen.

BUCHER, W. (Hrsg.): 1001 Spiel- und Übungsformen im Schwimmen. In: 10 000 Spiel- und Übungsformen, hrsg. von Walter Bucher, Schorndorf 1984.

BUCHER, W.: Schwimmenleisten spielen, spielend leisten. Schorndorf 1982.

DROSTE, H.: Krankengymnastik im Wasser bei rheumatischen Erkrankungen. München 1985.

DRK (Hrsg.): Bewegung bis ins Alter, Anleitung für Wassergymnastik.

FISCHER, M.: Wassergymnastik. In: DTB (Hrsg.): Lehrplan Deutscher Turner-Bund, Band 2, BLV Verlagsgesellschaft 1983, 105–111.

KUKUK, H. F. / VONCKEN, U.: 111 x Wassergymnastik für jedermann. Schriftenreihe zur Praxis der Leibeserziehung und des Sports, Band 158, Schorndorf 1981.

MILZ, H.: Gymnastik im Wasser. Bad Wörishofen 1977.

REINERT, B.: Bewegungsübungen im Wasser. In: Schwäbischer Turnerbund (Hrsg.): Gymnastik, Spiel und Sport für Senioren, Schorndorf 1981, 264–280.

SCHMIDT, K.: Sonder- und Heilschwimmen. Dresden 1975.

VEREIN DEUTSCHER BADEFACHMÄNNER (Hrsg.): Aktivierung und Animation in Bädern.

WILKE, K. (Hrsg.): Schwimmsport Praxis. Rowohlt 1988.

Bereich Wasserspiele

DÖBLER: Kleine Spiele. Volksverlag Berlin 1985.

ELSTNER, F.: Spiel mit. Baka Druck Dortmund 1979.

HAASE, J.: Spiele – am im unter – Wasser. Volksverlag Berlin 1986.

JOERES, U. / WEICHERT, W.: Schwimmen – Bewegen und Spielen im Wasser. Reinbek 1985.

ROTH, P.: Kleine Spiele im Wasser. Kemper Verlag Heidelberg 1965.

SCHMID, R. (Hrsg.): 222 Spiele im Wasser. DLRG 1984.

Verschiedene Spielebücher für Spiele im Freien, z. B. WAGUS: Kleine Spiele im Freien. Karlsruhe 1988.

Bereich Schwimmen und Gesundheit

COUNSILMAN, J. E.: Schwimmen. Limpert 1975.

COUNSILMAN, J. E.: Handbuch des Schwimmens. Schwimmsport-Verlag Fahnemann 1980.

DECKER-VOIGT, H.: Handbuch Musiktherapie. Lilientahl 1983.

EBERSPÄCHER, H.: Sportpsychologie. Rowohlt 1987.

EBERSPÄCHER, H. / FRANK, M.: Streßausgleich und Entspannung. Sportinform Oberhaching 1985.

FREITAG, D.: Schwimmen. Reinbek 1986.

GAMBRIL, D.: Sportschwimmen. BLV 1969.

HARRER, G. (Hrsg.): Grundlagen der Musiktherapie und Musikpsychologie. Fischer Stuttgart 1982.

HOLLMAN, W. / HETTINGER, T.: Sportmedizin. München 1980.

KOS, B. / TEPLY, Z.: Kondition durch Gymnastik. Sportverlag 1980.

KOS, B. / TEPLY, Z.: Gymnastik – 1200 Übungen. Sportverlag 1983.

LAGERSTROM, D.: Fit durch Schwimmen. Perimed Verlag Erlangen 1983.

LAGERSTROM, D.: Fit durch gezielte Gymnastik. Perimed Erlangen 1985.

LEWIN, G.: Schwimmsport. Sportverlag Berlin 1977.

DE MAREES, H.: Sportphysiologie. Tropon 1981.

KNEBEL, K. P.: Funktionsgymnastik. Reinbek 1987.

LETZELTER, M.: Trainingsgrundlagen. Reinbek 1987.

SPRING, H.: Dehn- und Kräftigungsgymnastik. Thieme Stuttgart 1986.

Verwaltungs-Berufsgenossenschaft: Plakat Rückenschwimmen.

VOLCK, G. (Hrsg.): Schwimmen in der Schule. Verlag Hofmann, Schorndorf 1977.

WEINECK, J.: Optimales Training. Perimed Erlangen 1988.

WIE FUNKTIONIERT DAS? Gesund sein und fit bleiben. Meyer 1980.

WILKE, K. / MADSEN, O.: Handbuch des Sportschwimmens, Bockenem 1980.

Verschiedene Literatur unter den Stichworten: Physiologie – Gymnastik – Sport mit Älteren, Jugendlichen – Trainingslehre – Gesundheit.